中华传统保健文化

集千年智慧成治病奇方流传百世

汇万家良药著惠民实书恩泽万民强身健体

茶·酒·醋速效小偏方

国医编委会 主编

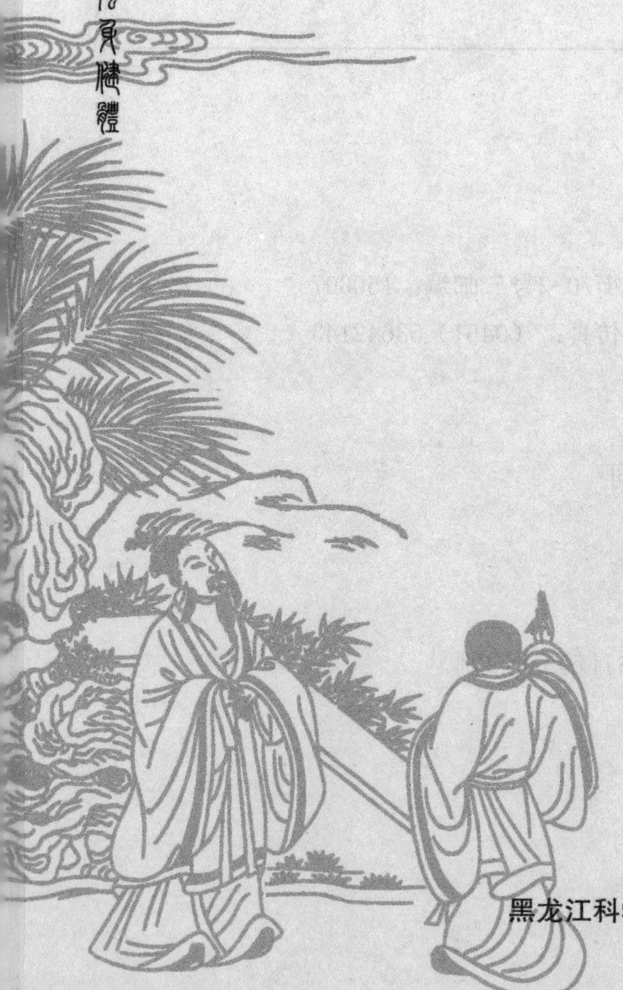

黑龙江科学技术出版社

图书在版编目(CIP)数据

茶·酒·醋速效小偏方 / 国医编委会主编. -- 哈尔滨：黑龙江科学技术出版社, 2014.5（2020.5重印）
ISBN 978-7-5388-7874-5

Ⅰ.①茶… Ⅱ.①国… Ⅲ.①茶叶－食物疗法②酒－食物疗法③食用醋－食物疗法 Ⅳ.①R247.1

中国版本图书馆CIP数据核字(2014)第097794号

茶·酒·醋速效小偏方

CHA JIU CU SUXIAO XIAOPIANFNAG

主　　编 国医编委会
责任编辑 徐　洋
封面设计 盛世博悦
出　　版 黑龙江科学技术出版社
地址：哈尔滨市南岗区公安街70-2号　邮编：150007
电话：（0451）53642106　传真：（0451）53642143
网址：www.lkcbs.cn
发　　行 全国新华书店
印　　刷 北京一鑫印务有限责任公司
开　　本 787mm×1092mm　1/16
印　　张 18
字　　数 280千字
版　　次 2014年5月第1版　2020年5月第3次印刷
书　　号 ISBN 978-7-5388-7874-5
定　　价 69.00元

>>前 言

中国是一个讲究饮食文化的大国，在对吃的研究上，不仅仅是要果腹，更是要讲究食材的养生功效。在食材的搭配上讲究相互的调协，如果一种食材性偏凉，一定会让另外一种食材去中和这种凉性。反之，如果一种偏热就会用一种偏凉的去配伍它。通过这样的相互配伍就可以达到一种平和的状态，也可以看出这与中国的传统文化中所讲的中庸之道及阴阳调和的理念是一致的。而文明的发达会体现在各个方面，对于深持“民以食为天”理念的中国人来说，更是将“吃、喝”的事推到了一种文化的境界。

古人讲究食有五味——酸、苦、甘、辛、咸，而醋就占了这个“酸”字，可见它对于中国人的重要。同时醋不仅可以让菜品更美味，而它具有的一些药用价值也在人们长时间的食用中被发现。李时珍在他的《本草纲目》中就已说明陈酿的米醋具有“消痈肿、软坚散结、下气消食、杀鱼肉菜邪毒，降血压、降血脂、软化血管、祛色斑、消除疲劳”之功效。

单讲苦味呢，人们自是觉得不似甜味让人有愉快的感觉，但却对茶的苦情有独钟，其实茶的苦是余味为甘。而且茶已是世界级的饮品，茶叶作为一种著名的保健饮品，它是古代中国南方人民对中国饮食文化的贡献，也是中国人民对世界饮食文化的贡献。三皇五帝时代的神农有以茶解毒的故事流传，可见茶的药用价值很早就已为人所认识。而酒这一独特的饮品在中国更是有久远的历史，在中国数千年的文明发展史中，酒与文化的发展基本上是同步进行的。早期的酒应当是果酒和米酒。自夏之后，经商周、历秦汉，以至于唐宋，皆是以果实粮食蒸煮，加曲发酵，压榨而后才出酒的，无论是吴姬压酒劝客尝，还是武松大碗豪饮景阳冈，喝的就是果酒或米酒。随着社会的进一步发展，酿酒工艺也得到了进一步改进，由原来的蒸煮、曲酵、压榨改为蒸煮、曲酵、馏，最大的突破就是对酒精的提纯。数千年来，中国的酿酒事业，在历史的变迁中分支分流以至于酿造出了许多更具有地方特色、更能反映当地风土人情的各类名酒，不同地域和不同民族的酒礼酒俗，无不构造出一个博大的、渊深的名酒古国。

同时，人们发现了酒对药的效用有一定的激发作用，认为酒为“百药之长”，于是酒除了佐餐助兴之外有了更大的用处。将强身健体的中药与酒“溶”于一体的药酒，不仅配制方便、药性稳定、安全有效，而且因为酒精是一种良好的有机溶剂，中药的各种有效成分都易溶于其中，药借酒力、酒助药势而充分发挥其效力，进而提高疗效。

本书就是将酒、茶、醋这三种日常饮品所具有的保健治病功效悉数列举，让读者在日常生活中就可以做到自我保健、自我救治，不再为求医问药之事所苦恼。

目录

contents

第一篇　神奇的药性和治病原理

第二篇　内科病良方

第三篇 外科病良方

第四篇 传染性疾病良方

第五篇 皮肤科疾病良方

第六篇　五官科疾病良方

第七篇　儿科病良方

第八篇　妇科病良方

第一篇　神奇的药性和治病原理

民以食为天，而古老的文明更是把吃的文化发展到极致，不仅让吃的美味愉悦我们的味觉，更是要让这些美味具有健体治病之功效。酒是最早被发现可以佐餐的一种饮品，随后机缘巧合发明了醋。茶的消食解腻功效更是让人爱不释手。同时它们本身具有的一些药用价值在长期的食用过程中被发现，而今天我们就要把这些秘密呈现出来。

酒

酒是由米、麦、黍、高粱和曲酿成的一种饮料，它不仅有醇香的味道，更可入药辅治各种疾病，而且饮后还会令人心情舒畅、忘却烦恼、全身放松、减轻疲劳、振奋精神。因此，酒成为世界各国人民喜爱的饮料之一。酒的成分因原料、酿造、加工、贮藏等条件不同而相差极大。在酿造上，酒分为蒸馏酒（如高粱酒）与非蒸馏酒（如葡萄酒）两大类。凡是酒类都含有乙醇。蒸馏酒除乙醇的含量高于非蒸馏酒外，另含高级醇类、脂肪酸类、酯类、醛类以及少量挥发酸和不挥发酸糖类。

【性味】甘、苦、辛，温，大热，有毒。

【归经】归心、肝、肺、胃经。

内服：温饮、和药同煎或浸药。

外用：淋洗、漱品或摩擦。

药用功效：

1. 酒中含有乙醇，乙醇对中枢神经系统的作用与麻醉剂相似。由于乙醇引起的兴奋期太长，大量饮酒会导致大脑麻痹，但其安全度不够，因而酒没有作为麻醉剂使用。乙醇的兴奋作用使大脑抑制功能减弱，大量饮酒者会丧失应有的理智，同时辨别力、记忆力、集中力和理解力也相应减弱或消失，视力（中枢性）

也常出现障碍。

2. 中等量乙醇可扩张皮肤血管，所以喝酒会使皮肤发红而有温暖感，对循环系统有着较大的影响。中等量乙醇对心脏功能并无明显增强，但大量乙醇则可麻痹大脑中枢而导致循环虚脱。

3. 饮酒对消化系统的影响。饮乙醇含量较低的酒类（10%上下），可促进胃液、胃酸分泌，故溃疡病患者应禁酒类。更高浓度（20%以上）乙醇内服则抑制胃液分泌，减弱胃蛋白酶活性。40%以上则对胃黏膜有强烈刺激，喜饮烈性酒者多患慢性胃炎。乙醇内服时所见的恶心、呕吐，主要是由于在体内氧化的中间产物乙醛刺激了呕吐中枢。

4. 乙醇局部涂擦于皮肤，可加速热的挥发，故有冷感，可用于高热患者。高浓度乙醇能使细胞原浆脱水并发生沉淀，所以有收敛及刺激作用。其杀菌作用以70%者作用最强，低于60%或高于80%者功效皆较低。

5. 乙醇在胃肠道中吸收迅速，一般约有20%在胃中吸收，其余在小肠中吸收。空胃时吸收最多，CO2可促进其吸收。乙醇浓度较低之酒类，易于吸收，高浓度者吸收反而较缓慢。进入体内之乙醇有90%～98%被完全氧化，放出高达297千焦/克的能量（介于脂肪与碳水化合物之间），可为机体所利用。成人一般1小时可氧化乙醇约10毫升，曾有报告说1日内最多氧化380毫升。

提示：因酒精有毒性，所以大量饮酒会导致酒精中毒。

1. 急性中毒：轻者不过兴奋及呕吐，不需特殊治疗。重者陷入昏睡状态，应洗胃或注射咖啡因，也可用麻黄碱、苯丙胺等，并注意保温。

2. 慢性中毒：嗜酒成癖者对乙醇产生耐受性，饮量渐大，但有一定限度，一般只超过正常3～4倍，这是吗啡不能比拟的。

3. 因饮酒后皮肤有温暖感而将酒视为御寒药，实属不当。因寒冷时皮肤血管收缩属保护性反射，饮酒后抑制了血管运动中枢，皮肤血管扩张而使大量的热量损失，更增加冻死的危险性。

茶

茶在我国早已被广泛应用，茶有治病的功效，别名：茶叶、茗，分为苦茶、腊茶、细茶、花茶、绿茶、红茶等。历代医家的论述都有不少独到之处。《神农本草经》就记载："茶味苦，饮之使人思益、少卧，轻身明目。"又说："神农尝百草，日遇七十二毒，得茶而解之。"《本草纲目》中也说："茶主治喘急咳嗽，去痰垢。”又说：“茶苦而寒，最能降火……火为百病，火降，则上清矣。”《唐本草》说：“茶味甘苦，微寒无毒，去痰热，消宿食，利小便。”张仲景还明确指出：“茶治便脓血甚效。”古时高濂在《遵生八笺》中说：“每食已，辄以浓茶漱口，烦腻顿去而脾胃自清。凡肉之在齿间者，得茶漱涤之，乃尽清宿，不觉脱去，不烦刺挑也。”

化学成分：茶叶里含有咖啡因、茶碱、茶多酚、黄嘌呤、无色花青苷、可可豆碱、紫云英苷、槲皮素、麦角固醇、胡萝卜素及维生素 A、B 族维生素、维生素 C 等有机化合物达 450 种以上，宏量矿物质和微量元素也有 20 余种。

现代医家还在不断研究发现茶的许多新奇功效。巴基斯坦学者最近得出研究报告：“体内失水代谢物沉积于毛细血管壁阻碍体液流动，使细胞代谢变慢，人便开始变老；而绿茶则能有效地清除这种失水代谢物，推迟或终止细胞的失水过程，延缓机体的衰老，使生命得以延续，使皮肤变得细嫩柔软。”中、美科学家多次合作的流行病调查和实验研究证实，微量元素硒是一种抗癌元素。美国国家癌症研究所指出：“世界上凡是食物中含硒较高的地区，胃癌、肺癌、膀胱癌、结肠癌的发病率都很低，适量的硒能降低一些癌症的发病率。而在同一地区的食物中，茶叶中的硒含量是最高的。”日本学者对广岛原子弹爆炸区幸存者的调查及动物实验表明，惯于喝绿茶的幸存者恢复快、存活率高、血液病发病率低。另外，冷水茶可治糖尿病，这一研究成果已得到世界卫生组织的确认。研究表明，茶叶中含有能促进降糖激素——胰岛素合成的物质。人们的研究还发现，茶能预防龋齿、感冒和肥胖病，能抵抗烟草的三大毒害。0.5%的茶水浸泡过的肉类保鲜保质期可延长一倍（这是新加坡国立大学达斯教授用中国茶研究得出的最新结果），尤其茶预防肾上腺素氧化的作用比维生素 E 还要高出 18 倍。茶叶中的茶多酚不但能吸收进入人体的放射性锶，而且还能将已经深入骨髓（可致骨癌）的放射性锶吸出来排出体外，因此被誉为“原子时代的饮料”。

药用功效：

1. 古人早就总结出茶有提神益思、消食解腻、利尿解毒、减肥健美、清心明目等功效。

2. 近代研究茶叶有增速心搏、增强心室收缩的作用，其强度是绿茶最强，青茶次之，红茶最弱。

3. 茶叶内的复合体儿茶酚制剂（即茶丹宁）既是有效的毛细血管壁加强剂，

又是甲状腺活动的有效调节剂。

4. 试验证明给静脉注射茶丹宁可有效控制外周炎症现象的发展。

5. 茶叶中所含的茶丹宁有降压作用，尤其降低收缩压作用明显。

6. 常饮茶对痢疾杆菌、霍乱弧菌均有明显的抑制作用，尤其第一次更显著。

7. 茶对黄曲霉素所致的肝癌有抑制作用，对体外培养以及胃腺癌细胞有明显的细胞毒作用，尤其绿茶效果明显。

8. 绿茶的多酚类化合物抗氧化能力很强，能明显抑制 TPA 的促癌作用，对肿瘤有预防作用。

9. 茶叶中的儿茶素有防龋效果，对肝脏有保护作用。

10. 乌龙茶对高胆固醇血症及动脉粥样硬化斑块的形成有良好的防治作用。

11. 茶叶的碘、氟可防治甲亢，促进人体骨髓、牙齿、毛发、指甲的健康发育。

12. 茶有抗放射损伤作用，也是原子时代的最佳饮料。

13. 饮茶可利尿排毒，增进肾脏功能，对肝炎、肾炎和白血病有较好的辅助治疗作用。

14. 绿茶具有促进造血，防治恶性贫血的作用。

15. 饮茶还能增强辨色能力，对防治夜盲也有功效。

16. 茶叶种类繁多，品种不同，作用各异，故须知：红茶暖胃，绿茶止痢，花茶止渴，青茶除腻，苦茶降火，菊花茶清肝，乌龙茶健身，绞股蓝茶抗癌。

17. 饮用时应注意：早饮提神，午饮消食，晚饮难睡，冷饮伤胃，饱饮胀肚，久饮浓茶伤身，夏季暑热宜饮绿茶，冬季胃寒宜饮红茶。

提示：

1. 临睡前不宜喝浓茶以免引起失眠。

2. 常喝浓茶会影响牙齿的洁白。

3. 吃安眠药及含铁的补血药时，不宜用茶水送服，以免影响药效。

4. 饮茶宜清淡，忌浓忌多。

5. 茶具要经常清洁。

6. 用矿泉水泡茶最好，不宜用开水泡茶。

7. 茶以热饮为宜。

8. 胃寒者不宜饮绿茶，更不能饮冷茶水。

醋

醋可按各酿造地分山西老陈醋、四川保宁醋、辽宁速酿醋、北京熏醋、镇江醋等。按色泽分有白醋、红醋两种，按原料又分称糯米醋、大麦醋、小麦醋、曲醋、糖醋、桃醋、杏醋、柿醋等（入药者多用米醋）。别名：米醋、食醋、香醋、酸醋，古称醯、酢、苦酒等。

人类食用醋的历史非常悠久，有人认为有一万多年了。有关醋的记载至少也有三千多年，它和食盐一样，属于最古老的调味品。我国在数千年前就已掌握谷物酿醋的技术。三千多年前周公所著《周礼》中就有关于酿醋的记载，春秋战国时期已有专属酿醋的作坊。

醋在人们的日常生活中有十分广泛的用途，烹调菜肴时加醋，去腥解腻又增加菜肴的色香味，并且还能使其中的营养成分免受损失，使动物性食品中的钙质溶解，易为人体所吸收利用。用醋渍食物，既增加食物风味，又有防腐作用。人们最常吃的醋拌凉菜，不仅味鲜可口，还能帮助杀菌，避免肠道传染病的发生。

醋的主要成分：1%～5%的醋酸（乙酸），此外还含成分有乳酸、葡萄酸、琥珀酸、氨基酸、糖分、甘油、醛类化合物和盐类等。醋的一般组成为浸膏质、灰分、挥发酸、不挥发酸和还原糖，具体物质有高级醇类。近年来国内外科学家发现醋中也有抗癌物质。

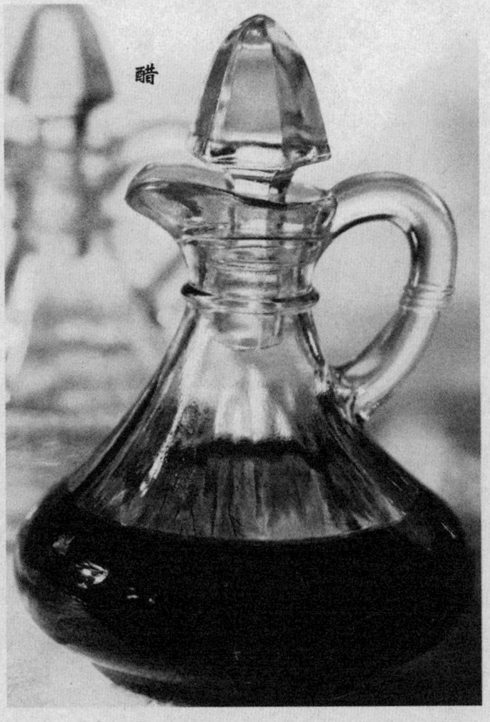
醋

现代科学研究证实，醋中的挥发性物质及氨基酸等能刺激人的大脑神经中枢，使消化液分泌增多、使消化功能加强；醋中包含的丰富营养物质，可提高肝脏的解毒及新陈代谢能力，从而减少肝病的发生；醋是碱性食品，可以中和人体中的酸性物质，维持人体内环境的酸碱平衡；醋能抑制和降低人体衰老过程中过氧化脂质的形成，减少老年斑，延缓衰老，延长寿命。

醋中氨基酸除促使人体内过多的脂肪转变为体能消耗外，还可使食糖与蛋白质等新陈代谢顺利进行，具有很好的减肥作用；醋中醋酸、乳酸、氨基酸、甘油和醛类对人体皮肤有柔和的刺激作用，能使小血管扩张，增加皮肤血液循环，杀死皮肤上的细菌，使皮肤光润，因而具有美容护肤的功效。此外，醋还能解酒防醉、治疗便秘、防治糖尿病，常食醋可使人精力充沛，体质强壮，对人的身心健康十分有益。

药用功效：

①灭病毒，防感冒；②溶钙质，治结石，治骨质增生；③散瘀血，止出血；④驱风寒，逐湿邪；⑤除疮毒，消臃肿；⑥治烫伤，愈疤痕；⑦疗皮肤，美容颜；⑧理诸药，降食毒；⑨疗虫毒，止疼痛；⑩驱蛔蛲，灭滴虫；治霍乱，疗痢疾；助睡眠，降血压；疗妇病，治儿疾；止诸痛，安心身；急救、抗癌亦常用。

提示：①醋虽至善至美，但切不可多食，又必须对症下药，否则“伤人肌脏”，既伤筋骨，又伤脾胃；②脾胃有病，胃酸过多、十二指肠溃疡勿多食醋；③风寒咳嗽、外感疟痢初起皆忌醋；④骨伤者醋外敷切不可过久；⑤佝偻病儿不宜用醋，以免诸骨变形软弱；⑥就其配伍而言，服茯苓丹参者忌醋，服乳汁及乳养之儿忌食醋。

第二篇　内科病良方

内科疾病从字面上就可以看出是身体内部因为细菌或病毒的入侵而引发的病症。按系统分有呼吸系统，消化系统，心血管系统，泌尿系统，内分泌系统，血液系统等几十个病种，本章通过一些简单的小偏方可以让你轻松治愈一些疾病。

感　冒

感冒通称普通感冒、上感或伤风、冒风、冒寒。感冒是风邪侵袭人体所引起的以头痛、鼻塞、流涕、喷嚏、恶寒、发热、周身酸痛为主要特征的常见的外感性疾病。

方一：

【组成】葱白、白米各适量，食醋少许。

【制配】将葱白洗净切碎与米煮粥，粥煮好后放入少许的醋，热服取汗。

【主治】感冒。

方二：

【组成】葱白 2～3 根。

【制配】将葱白洗净生吃，用热酒送下。

【主治】感冒。

方三：

【组成】生姜适量。

【制配】将生姜洗净切碎加等量青茶煎，每次服 6 克，不限时。

【主治】风寒感冒。

方四：

【组成】生姜 30 克，连须葱白 10 根，黄酒适量。

【制配】用黄酒将生姜、连须葱白同煎，顿服。夏季用半量。

【主治】风寒感冒。

方五：

【组成】人参、生姜各80克，蜂蜜100克，米酒1．8升。

【制配】前2味切片，置容器中，添加，每日振摇1～2次，密封浸泡7～10日，去渣留液，入蜂蜜溶解。口服，不拘时候，随量饮用。

【主治】气虚感冒。

方六：

【组成】肉桂10克，白酒20毫升。

【制配】肉桂洗净，研为细末。温饮。每日一次，取肉桂末用白酒冲服。

【主治】感冒身寒，全身疼痛；脘腹胀痛，满闷不舒；冷气攻心，恶心呕吐；寒疝腹痛。

方七：

【组成】防风50克，苍耳子10克，糯米1000克，酒曲150毫升。

【制配】前2味粗碎，置容器中，加清水3升，武火煎取2升，去渣留液，入糯米、曲末搅匀，密封，置阴凉干燥处，常规酿酒，酒熟后去糟留液。

【主治】外感风寒。

方八：

【组成】生姜100克，大蒜400克，柠檬3～4个，蜂蜜70克，白酒800毫升。

【制配】大蒜蒸熟，柠檬、生姜去皮，三物均切成薄片，与蜂蜜同置同期中，添加白酒，每日振摇1～2次，密封浸泡90日，去渣留液。

【主治】祛风散寒解表。

方九：

【组成】红茶5～10克，生姜汁3克，白酒适量。

【制配】茶叶加清水，文火煎熬5分钟，成浓涩茶汤，置容器中，添加白酒，入生姜汁混匀。口服。不拘时候，代茶饮用。

【主治】祛风散寒解表。

方十：

【组成】荆芥6克，淡豆豉15克，葱白30克，黄酒200毫升。

【制配】前3味粗碎，置容器中，添加黄酒及清水200毫升，武火煎煮10分钟，去渣留液。温饮。每日1次，每次1剂。

【主治】外感风寒，发热，头痛，无汗，虚烦，呕吐，泄泻。

方十一：

【组成】荔枝肉30克，米酒1升。

【制配】荔枝肉粗碎，置容器中，添加米酒，武火煮沸，待温饮之。每日一次，每次1剂。

【主治】气虚感冒，神疲乏力，气短懒言，头痛头晕，鼻塞流涕；脾气不足，泄泻，子宫脱垂。

方十二：

【组成】桑叶、菊花、连翘、杏仁各30克，薄荷、甘草各10克，芦根35克，桔梗20克，米酒1升。

【制配】前8味捣细，置容器中，添加米酒，每日振摇1～2次，密封浸泡5日，去渣留液。口服。每日2次，每次15毫升。

【主治】外感风寒，或病初起，发热不重，微恶风寒，头痛咽痛，咳嗽鼻塞，咳痰黄稠，口微渴饮。

方十三：

【组成】淡豆豉200克，黄酒1升。

【制配】淡豆豉炒至微香，趁热投入黄酒中，每日振摇1～2次，密封浸泡3日，去渣留液。空腹温饮。每日3次，每次10～20毫升。

【主治】脚气，伤寒热病，寒热头痛，烦躁、胸闷、阴虚盗汗。

方十四：

【组成】红葡萄酒 15 毫升，鸡蛋 1 个。

【制配】红葡萄酒加热，打入鸡蛋拌匀，待温饮之。每日一次，每次 1 剂。

【主治】感冒。

方十五：

【组成】白酒 25 毫升，鸡蛋 1 个，白糖适量。

【制配】先将白酒煮到酒精散尽，然后打入鸡蛋，加白糖 1 匙，开水冲服。

【主治】风寒感冒。

方十六：

【组成】红糖 15 克，茶叶 6 克，芝麻酱适量。

【制配】将红糖、茶叶、芝麻酱放一杯子中用沸水冲泡顿服。

【主治】风寒感冒。

方十七：

【组成】绿茶 5 克（布包），绿豆 20 克。

【制配】将绿茶、绿豆一起放在一杯中加水 300 毫升，文火煮至 150 毫升，去茶包，加糖适量，分 1 次或几次服。

【主治】风寒感冒。

方十八：

【组成】醋适量，生姜 5 片，大蒜 4 瓣，红糖 30 克。

【制配】将大蒜洗净、切碎同生姜水煎，煎好后加醋和红糖温服。

【主治】伤风感冒。

方十九：

【组成】醋 1 毫升，温开水 10 毫升。

【制配】将醋和温开水混匀滴鼻，两鼻孔各滴 2～3 滴，每日 1～2 次，连滴 3 天。

【主治】伤风感冒。

方二十：

【组成】生姜、葱白、香菜各30克，食盐6克。

【制配】将生姜、葱白、香菜洗净切碎，加食盐再捣成糊状，可加白酒适量调匀，用干净纱布包好，涂擦前胸、后背、手心、足心、肘窝、腋窝等处，安卧30分钟即可，汗出热退症状减轻，1～2天痊愈。

【主治】风寒感冒，鼻塞、恶寒、发热、无汗、头痛、周身不适。

方二十一：

【组成】生姜5片，葱白7根，茶叶3克，红糖10克。

【制配】将生姜、葱白洗净切片，同茶叶、红糖一起放入锅内用水煎，趁热服，盖被出汗。

【主治】风寒感冒。

方二十二：

【组成】茶叶3克，盐1克。

【制配】将茶叶和盐放一水杯中用开水泡7分钟，每日饮4～6次。

【主治】感冒咳嗽。

方二十三：

【组成】绿豆30克，茶叶、白糖各10克。

【制配】先将茶叶用纱布包好，与绿豆一起，加水煎煮，等到绿豆煮熟时，拿走茶叶，加入白糖溶化。热服，可一次或分次饮。

【主治】风热型感冒。

方二十四：

【组成】生姜、茶叶各适量。

【制配】将生姜洗净切片同茶叶一起冲泡或煮汤，连服3日，能有效减轻感冒症状，缓解病痛。

【主治】感冒。

方二十五：

【组成】绿豆50克，冰糖15克，青茶叶30克。

【制配】将绿豆捣碎，加入冰糖、青茶叶，冲入沸水，浸泡15分钟后代茶服下。

【主治】感冒。

方二十六：

【组成】芦苇根7节，竹叶5片，谷子秸7节，白糖少许，绿豆、茶叶各适量。

【制配】将洗净的绿豆、茶叶、芦苇根、竹叶、谷子秸放入锅内煮汤，快熟时放入白糖趁热服。

【主治】感冒。

方二十七：

【组成】大白菜根（上部去皮）1个，绿豆、茶叶各适量，白糖少许。

【制配】将大白菜根洗净同绿豆、茶叶、白糖入锅煮汤，趁热服。

【主治】感冒。

方二十八：

【组成】茶叶、红糖各适量。

【制配】将茶叶、红糖放入杯内用开水冲泡，服后发汗。

【主治】感冒。

方二十九：

【组成】连须葱白30克，淡豆豉10克，生姜3片，黄酒30毫升。

【制配】将洗净切好的葱白和淡豆豉、生姜加水500毫升煎沸之后再加黄酒煎煮。热服，服后盖被取汗。解表和中。

【主治】风寒感冒。

方三十：

【组成】生姜2片，茶叶3克，红糖10克，食醋3毫升。

【制配】将生姜、茶叶、红糖、食醋放在茶杯内，沸水冲泡 5 分钟后内服，每日 3 次。

【主治】风寒感冒。

方三十一：

【组成】银花 20 克，茶叶 6 克，白糖 50 克。

【制配】将银花、茶叶、白糖放入锅内煮汤代茶饮，每日 1 次，连服 2～3 天。

【主治】风热感冒。

方三十二：

【组成】茶叶 6 克，芝麻 30 克。

【制配】将芝麻和茶叶混合一起生食，食完喝 1 碗热姜汤，盖被取汗即愈。

【主治】感冒。

方三十三：

【组成】苏叶 3 克，茶叶 3 克，盐 6 克。

【制配】将茶叶、盐清炒；将三者放入一碗中共研末，开水冲服。此方适于外感声哑。

【主治】感冒。

方三十四：

【组成】红葡萄酒 1 杯，鸡蛋 1 个。

【制配】将鸡蛋打入葡萄酒内用筷子稍加搅动服下。

【主治】感冒。

方三十五：

【组成】白芷、羌活、荆芥各 12 克，细辛、蔓荆子各 6 克，藿香、川芎、延胡索、防风、牡丹皮、僵蚕各 10 克，芒硝、二郎箭各 15 克，白酒 1 升。

【制配】前 13 味使碎，置容器中，加白酒密封浸泡，每日振摇 1～2 次，3 日后启封，去渣留液。外用，每日 2 次，用小玻璃瓶盛装，对着瓶孔搐吸。

【主治】预防流行性感冒，兼治伤风，风寒感冒。

方三十六：

【组成】苦参 5 克，桔梗 3 克，板蓝根 10 克，白酒 250 毫升。

【制配】将前 3 味捣碎，与白酒同置容器中，武火煎煮 10～15 分钟，去渣留液。口服。每日 3 次，每次 5～10 毫升。

【主治】流行性感冒。

方三十七：

【组成】桑叶、菊花、连翘、杏仁各 30 克，薄荷、甘草各 10 克，芦根 35 克，桔梗 20 克，米酒 1 升。

【制配】将前 8 味捣细置容器中，加入米酒密封浸泡，每日振摇 1～2 次，5 日后启封，去渣留液。口服。每日 2 次，每次 10～15 毫升。

【主治】流行性感冒。

头痛

头痛是临床常见的症状，通常将局限于头颅上半部，包括眉弓、耳轮上缘和枕外隆突连线以上部位的疼痛统称头痛。头痛病因繁多，神经痛、颅内感染、颅内占位病变、脑血管疾病、颅外头面部疾病以及全身疾病如急性感染、中毒等均可导致头痛。发病年龄常见于青年、中年和老年。

方一：

【组成】川芎、白芷各 60 克，糯米甜酒 600 毫升。

【制配】将前 2 味粗碎放入容器中，加入糯米甜酒，隔水文火蒸 20～30 分钟，去渣留液。睡前口服，每日 1 次，每次 30～40 毫升。

【主治】肝风偏头痛，或感冒头痛。

方二：

【组成】白芷、薄荷各 50 克，白酒 600 毫升。

【制配】将前 2 味切碎置容器中，加入白酒，每日振摇 1～2 次，密封浸泡 5～7 日，去渣留液。

【主治】外感疼痛。

方三：

【组成】全蝎、藿香、麻黄、细辛各18克，薄荷50克，白酒1.5升。

【制配】将前5味捣末置容器中，加白酒，每日振摇1～2次，密封浸泡7～10日，去渣留液。空腹温饮，每日3次，每次5～10毫升。

【主治】偏正头痛。

方四：

【组成】当归50克，川芎。白芷各30克，细辛5克，白酒500毫升。

【制配】将前4味切片置容器中，加白酒，每日振摇1～2次，密封浸泡5～7日，去渣留液。口服，每日2次，每次15～30毫升。

【主治】头痛。

方五：

【组成】海桐皮、五加皮、独活、薏苡仁、防风、全蝎、杜仲、牛膝、生地黄各90克，白酒1.5升。

【制配】将前9味捣碎置容器中，加白酒，每日振摇1～2次，密封浸泡5～7日，去渣留液。空腹温饮。每日2～3次，每次10～15毫升。

【主治】顽固性偏头痛。

方六：

【组成】细辛3克，南沙参、川芎各30克，蔓荆子10克，米酒300毫升。

【制配】将前4味粗碎置容器中，加1升清水以文火煎至700毫升，添加米酒，再煎数沸，去渣留液。口服。每日3次，每次20～30毫升。

【主治】偏头痛。

方七：

【组成】新鲜猪脑2只，生姜汁1小杯，黄酒100毫升。

【制配】将猪脑洗净，置容器中，加姜汁、黄酒，隔水蒸熟。温饮，每日1次，每次1剂，吃脑饮酒。

【主治】头痛。

方八：

【组成】黄连30克，白酒180毫升。

【制配】将前1味粗碎置容器中，加白酒，文火煎至60毫升，去渣留液。口服。每日3次，每次1/3剂。

【主治】顽固性神经性头痛。

方九：

【组成】蔓荆子120克，菊花、防风、薄荷各60克，川芎40克，黄酒1升。

【制配】将前5味捣末置容器中，加黄酒，每日振摇1～2次，密封浸泡7日，去渣留液。空腹温饮。每日3次，每次15～20毫升。

【主治】风热性头痛、头昏、偏头痛、高血压性头痛。

方十：

【组成】生姜3片，茶叶2克，红糖适量。

【制配】将生姜洗净切片同茶叶、红糖入锅煎汤温服。

【主治】风寒头痛。

方十一：

【组成】茶叶、川芎各9克。

【制配】将茶叶和川芎入锅煎汤，分服，每日1剂。

【主治】顽固性偏头痛。

方十二：

【组成】茶叶15克，青皮鸭蛋2个。

【制配】用茶叶水煮青皮鸭蛋，煮熟去壳吃蛋饮茶，每日1次。

【主治】顽固性头痛。

方十三：

【组成】茶叶适量。

【制配】煮茶叶水温服，须臾即吐，吐后再饮。

【主治】头痛欲裂（厥头痛）。

方十四：

【组成】酒精或白酒少许。

【制配】用棉球蘸酒精或白酒塞入耳道。

【主治】头目疼痛。

方十五：

【组成】绿茶、川芎各 6 克，红糖适量。

【制配】将绿茶、川芎、红糖入锅加一碗半水煎煮至一碗，去渣饮用。

【主治】头痛。

方十六：

【组成】芥子末、醋适量。

【制配】用醋调和，敷头 1 周。

【主治】头痛。

方十七：

【组成】荞麦粉适量，醋少许。

【制配】先将荞麦粉炒热然后加醋再炒，趁热敷头上，用布包紧，勿见风，冷则即换，日夜不断。

【主治】头痛。

方十八：

【组成】乌梅肉 30 个，盐、酒各适量。

【制配】将乌梅肉、盐入锅用 3 升酒煮至 1 升，顿服多吐即愈。

【主治】头痛。

急、慢性支气管炎

急、慢性支气管炎是由病毒或细菌感染、理化刺激、过敏等因素所引起的常见呼吸系统疾病，以先有鼻塞、流涕、咽痛、发热，继之以咳嗽、咳痰为主要症状。

方一：

【组成】醋 50 毫升，豆腐 500 克，植物油 50 克，葱白适量。

【制配】油烧热后，加葱盐少许，再倒入豆腐，并压成泥状翻炒，加醋和少量清水，继续翻炒，起锅趁热当菜吃，徐徐咽下。

【主治】风寒咳嗽、急慢性支气管炎。

方二：

【组成】绿茶 15 克，鸡蛋 2 个。

【制配】用茶叶水煮鸡蛋至蛋熟，去壳再煮至水干，食蛋，不拘时。

【主治】风寒咳嗽、急慢性支气管炎。

方三：

【组成】茶叶、干菊花各 2 克，沸水。

【制配】将茶叶和干菊花放在杯中，用开水冲泡 6 分钟，每天饭后饮 1 杯。

【主治】干咳。

方四：

【组成】绿茶 1 克，桑叶 5～15 克，菊花 15 克，甘草 5 克。

【制配】将茶叶、桑叶、菊花、甘草放一起加水 350 毫升，煮沸 5 分钟，分 3 次饭后服用，每日 1 剂。

【主治】肺热咳嗽。

方五：

【组成】萝卜 250 克，白糖、米醋适量。

【制配】将萝卜洗净，去皮，切薄片，加入米醋和白糖拌匀，佐餐。

【主治】咳嗽。

方六：

【组成】核桃仁 50 克，白酒 400 毫升。

【制配】核桃仁去皮去杂质，捣碎，放入酒坛，倒入白酒，密封，隔天搅拌一次，15 日后即成。日服三次，每次 15 克。

【主治】适用肾虚性咳喘。

方七：

【组成】大蒜 10 克，红糖 10 克，醋 20 毫升。

【制配】将大蒜去皮捣烂，和糖一起放入醋中浸泡 3 天，去渣，每次半汤匙，温开水冲服，每日 3 次。

【主治】慢性支气管炎、咳嗽。

方八：

【组成】鸡蛋 1 个，茶叶 5～10 克，香油适量。

【制配】用香油炸茶叶，茶叶以不炸焦为度，速加 1 个鸡蛋，煎熟即服，每日 1 剂，10 剂为 1 疗程，间隔 2 天再进行下 1 疗程，一般 3～4 个疗程后便有显著疗效。治疗期间忌食辛辣等刺激性及异味食物。

【主治】老年多年咳嗽。

方九：

【组成】米醋 15 毫升，金银花 5 克，桔梗 2 克。

【制配】将米醋加水 30 毫升煮沸后加入金银花、桔梗再煮 3～4 分钟，滤出药液，另取 1 个生鸡蛋打一小孔，倒出蛋清与醋药汁搅匀，放火上熬成膏，用时用筷子挑一小块入口，每隔 20 分钟含化一次。

【主治】咳嗽。

方十：

【组成】鸡蛋 1 个，食醋 1 匙。

【制配】打碎鸡蛋搅匀，再加入食醋搅匀。早晨饭前 1 小时空腹食用。每天吃 1 次，连续吃 5 天。

【主治】咳嗽。

方十一：

【组成】陈醋450毫升、冰糖100克。

【制配】冰糖100克捣碎置入容器中，再倒入陈醋450毫升，浸泡3天冰糖溶化后即可服用，可在早饭前、晚饭后各服15毫升，长期服用，止咳化痰效果最佳。

【主治】咳嗽、多痰。

方十二：

【组成】生姜适量，茶叶7克。

【制配】将生姜洗净切10片，茶叶7克，一同入锅煮成汁饮服。可发汗解表、温肺止渴，对流行性感冒、咳嗽颇有疗效。

【主治】咳嗽。

方十三：

【组成】大蒜250克，食醋250毫升，红糖90克。

【制配】将大蒜去皮捣烂，浸泡在糖醋溶液中，一星期后取汁服用，每次一汤匙，每日3次。

【主治】慢性支气管炎。

方十四：

【组成】鸡蛋2个，香油50克，食醋适量。

【制配】将鸡蛋打匀放香油中炸熟，加食醋食之，早晚各1次。

【主治】慢性支气管炎。

方十五：

【组成】生白矾30克，醋适量。

【制配】将白矾研成末，用醋调匀，敷两足心。

【主治】咳嗽。

方十六：

【组成】陈醋100毫升，红糖30克。

【制配】将陈醋、红糖一起煮沸，每次服20毫升，每日3～4次。

【主治】慢性支气管炎。

方十七：

【组成】大蒜头10个，醋120毫升，红糖60克。

【制配】将切碎的大蒜浸入醋中，放入红糖，浸7天，滤去渣，每次开水冲服半匙，每日3次。

【主治】咳嗽。

方十八：

【组成】鲜山药350克，黄酒2升，蜂蜜适量。

【制配】黄酒置容器中，密封，武火煮沸，入山药煮沸，改文火，待山药熟后去山药，加蜂蜜，再文火煮沸。口服。不拘时候，随量饮用。

【主治】脾、肺、肾、不足，虚劳咳嗽，痰湿咳嗽，脾虚泄泻，消渴，小便频数，腰酸，下肢乏力。

方十九：

【组成】百部、重楼各50克，白酒750毫升。

【制配】前2味稍炒，置容器中，添加白酒，每日振摇1～2次，密封浸泡30日，去渣留液。口服。每日2次，每次10～20毫升。

【主治】止咳化痰平喘。

方二十：

【组成】阿胶20克，鸡蛋黄4个，米酒500毫升，精盐少许。

【制配】米酒置容器中，密封，武火煮沸，入阿胶烊化，加鸡蛋黄、精盐拌匀，再武火煮5～7沸后离火。温饮。每日2次，每次30～40毫升。

【主治】体虚乏力，血虚萎黄，虚劳咳嗽，胎动不安，胎漏下血，崩漏，失眠。

方二十一：

【组成】陈皮 30 克，白酒 300 毫升。

【制配】陈皮晾干、撕碎，置容器中，添加白酒，每日振摇 1～2 次，密封浸泡 3～5 日，去渣留液。口服。每日 3 次，每次 15～20 毫升。

【主治】慢性支气管炎，咳嗽气急，痰多清稀色白。

方二十二：

【组成】龟肉 1000 克，酒曲 300 克，糯米 6500 克。

【制配】龟肉、糯米粗碎，置容器中，加清水蒸熟，候温，入酒曲末拌匀，密封，置阴凉干燥处，常规酿酒，酒熟后去糟留液。饭后温饮，每日 3 次，每次 20 毫升。

【主治】慢性支气管炎，冷咳寒嗽，久治不愈；中风缓急，四肢拘挛，日久瘫痪。

方二十三：

【组成】猪油、芝麻油蜂蜜、茶叶末各 120 克，黄酒 150 毫升。

【制配】前 4 味混匀，置容器中，添加黄酒，文火煮沸 5 分钟，候冷。口服。每日 2 次，每次用热茶冲服本酒 15 毫升。

【主治】寒痰咳嗽，或久咳，燥咳，便秘。

方二十四：

【组成】郁李仁 60 克，白酒 250 毫升。

【制配】前 1 味洗净，置容器中，添加白酒，每日振摇 1～2 次，密封浸泡 5 日，去渣留液。口服。每日 3 次，每次 10～20 毫升。

【主治】慢性支气管炎，咳嗽，肺气肿，水肿腹胀，疝气，瘰疬，疥癣，牙痛。

方二十五：

【组成】樟脑 3 克，阿片酒 50 毫升，苯甲酸 5 克，八角茴香油 3 毫升，56％乙醇 900 毫升，50％乙醇适量。

【制配】苯甲酸、樟脑、八角茴香油同置容器中，添加 56％乙醇 900 毫升溶解，入阿片酒、50％乙醇至1升，搅匀，过滤。口服。每日3次，每次2～5毫升。

【主治】咳嗽，腹痛，泄泻。

方二十六：

【组成】柚子2个，蜂蜜150克，黄酒500毫升。

【制配】柚子去皮、核，切成细快，置容器中，添加黄酒，每日振摇1～2次，密封浸泡3日，文火慢煮至烂，入蜂蜜溶解，乘热去渣留液。口服。不拘时候，随量饮用。

【主治】理气化痰，行气宽胸。

方二十七：

【组成】霜桑叶500克，黄酒适量。

【制配】前1味晾干、研末。口服。每日3次，每次取药末4～5克用黄酒送下。

【主治】祛风清热，凉血明目。

肺部疾病

肺炎是由肺炎双球菌或杆菌、病毒所引起的肺组织炎症性疾病，症状是突发高热、咳嗽、胸痛、呼吸困难、鼻翼翕动、吐铁锈色痰等。

方一：

【组成】绿茶2克，瓜蒌5克，甘草3克。

【制配】瓜蒌、甘草加水600毫升，煮沸5分钟，然后将绿茶放入再煮3分钟，每日1剂。

【主治】肺炎。

方二：

【组成】紫皮大蒜60克，米醋适量。

【制配】蒜去皮捣烂加米醋适量，用砂锅煎熬，饭后1次服完。

【主治】肺脓肿初起，症状为恶寒、发热、咳嗽。

方三：

【组成】大蒜5头，醋250毫升，薏苡仁120克。

【制配】将大蒜去皮与醋和薏苡仁文火炖成浓汁，分多次服用。

【主治】咳吐脓血痰之肺脓肿。

方四：

【组成】陈醋250毫升，薏苡仁120克。

【制配】将陈醋与薏苡仁放入锅中用慢火炖浓汁趁热服。

【主治】肺脓肿。

方五：

【组成】醋500毫升，白糖250克，紫皮独头蒜若干。

【制配】将醋和白糖入锅煮沸后冷却，放在一个大瓶子里，然后将洗净晾干的紫皮独头大蒜放里面浸泡10～20天后，每日2～3次，食蒜饮汁各适量，长期食用。

【主治】对多种癌症，尤其呼吸系统的癌症，长期作为辅食服用可见良效。

方六：

【组成】金荞麦250克，黄酒1．25升。

【制配】前1味切碎，置容器中，添加黄酒，密封，文火蒸煮至1升，去渣留液。口服。每日3次，每次8毫升。

【主治】肺脓疡，病情迁延，脓包不易破溃，高热持续不退。

方七：

【组成】苇茎30克，鱼腥草60克，金银花20克，冬瓜仁24克，桔梗12克，甘草9克，桃仁10克，黄酒5升。

【制配】前7味粗碎，置容器中，加清水2升，文火煎至减半，候冷，添加黄酒，每日振摇1～2次，密封浸泡3日，去渣留液。口服。每日3次，每次30～100毫升。

【主治】肺痈已溃或未溃。

方八：

【组成】薏苡仁、芡实各25克，白酒500毫升。

【制配】前2味粗碎，置容器中，添加白酒，每日振摇1～2次，密封浸泡15日，去渣留液。口服。每日2次，每次10～15毫升。

【主治】肾虚已经，早泄，小便频数；脾虚泄泻，白带过多，水肿，脚气病；湿阻经络，四肢拘急，肌肉酸重，关节疼痛；湿热壅滞，肺痈，肠痈。

方九：

【组成】连翘18克，金银花、鲜芦根各30克，冬瓜仁15克，瓜蒌仁12克，杏仁、桑叶各10克，薄荷、桔梗各6克，生甘草9克，黄酒4升。

【制配】前10味药切碎，置容器中，加清水煎成浓汁，再添加黄酒，文火煮沸，候冷，每日振摇1～2次，密封浸泡3日，去渣留液。口服。每日3次，每次30～80毫升。

【主治】肺痈初期。

哮喘

哮喘是支气管在高反应状态下由变应原等因素所引起的广泛气道狭窄性疾病，症状是喉中哮鸣、呼吸气促、困难，甚则喘不得卧、张口抬肩、鼻翼翕动、摇身腆肚、不能平卧。

方一：

【组成】生姜、冰糖各500克，陈酒500毫升。

【制配】生姜切细末，加酒煮沸20分钟，再加冰糖，用筷子不停地搅拌成膏，贮于玻璃瓶中备用。青少年每晨服1匙，老年人饭前服1匙，温开水送服。

【主治】支气管哮喘。

方二：

【组成】醋60毫升，露蜂房30克，大蒜10克。

【制配】将大蒜去皮同醋、露蜂房入锅加水同煮内服，每日2次，连服

15 天。

【主治】支气管哮喘。

方三：

【组成】鸡蛋 12 个，细白糖 500 克，高粱酒一大瓶。

【制配】将 12 个鸡蛋黄（蛋清不要）和白糖、高粱酒混合后置于清洁玻璃缸内，缸口封严，闷 5 天即可食用，每天早、中、晚各服一小茶杯，16～17 天服完即可治愈。

【主治】哮喘。

方四：

【组成】鸡蛋若干个，米醋适量。

【制配】米醋煮蛋，蛋熟后去壳再煮三分钟。每次一个，日服两次。

【主治】适用于季节性哮喘。

方五：

【组成】人参 9 克，蛤蚧 1 对，低度白酒 1 升。

【制配】前 2 味焙干打碎，置容器中，添加白酒，每日振摇 1～2 次，密封浸泡 7 日，去渣留液。空腹口服。每日 2 次，每次 20 毫升。

【主治】补肺益肾，止咳平喘。

方六：

【组成】千日红的花头 10 个，黄酒 3 升。

【制配】前 1 味粗碎，置容器中，加黄酒，文火煎沸，去渣留液。口服。每日 3 次，每次 10～20 毫升。

【主治】支气管哮喘，痢疾。

方七：

【组成】大枣 60 克，胡桃仁、甜杏仁、酥油各 30 克，蜂蜜 80 克，白酒 500 毫升。

【制配】胡桃仁、大枣捣碎。甜杏仁浸泡后去皮尖，文火煮 4～5 沸，晒干并捣碎。酥油、蜂蜜同置容器中，添加白酒溶解，再入前 3 味，每日振摇 1～2 次，密封浸泡 7 日，去渣留液。空腹口服。每日 2 次，每次 20 毫升。

【主治】肺肾两虚，咳嗽气喘，声低乏力，呼长吸短，痰多涎沫，腰痛脚软，老人便秘，久痢；皮肤粗糙，容颜憔悴，未老先衰，须发皂白。

方八：

【组成】牛膝 30 克，五味子 15 克，补骨脂 50 克，胡桃仁 100 克，熟地黄、山茱萸各 24 克，山药 40 克，白酒 1 升。

【制配】前 7 味粗碎，置容器中，添加白酒，每日振摇 1～2 次，密封浸泡 30 日，去渣留液。睡前口服。每日 1 次，每次 10 毫升。

【主治】虚喘，呼吸急促，气道阻塞，提不能升，咽不能降，呼吸不相接续。

方九：

【组成】花椒、白芷、旋覆花各 60 克，肉桂 25 克，白酒 1 升。

【制配】旋覆花布包，花椒微炒。前 4 味捣碎，置容器中，添加白酒，每日振摇 1～2 次，密封浸泡 5～7 日，去渣留液。口服温饮。每日 2 次，每次 10～20 毫升。

【主治】肾虚耳鸣，咳逆喘急，头目昏痛。

方十：

【组成】竹黄 30 克，白酒 500 毫升。

【制配】前 1 味粗碎，置容器中，添加白酒，每日振摇 1～2 次，密封浸泡 5 日，去渣留液。口服。每日 2 次，每次 10～15 毫升。

【主治】化痰散寒，止咳平喘。

方十一：

【组成】黑芝麻、胡桃仁各 25 克，白酒 500 毫升。

【制配】前 2 味洗净，置容器中，添加白酒，每日振摇 1～2 次，密封浸泡 15 日，去渣留液。温饮。每日 2 次，每次 15 毫升。

【主治】肾虚肺燥，喘咳，腰痛脚软，阳痿遗精，小便频数，大便燥结；肺阴虚，干咳少谈；肝肾亏虚，眩晕，健忘，须发皂白，产后少乳；多囊卵巢综合征，闭经，月经后期。

方十二：

【组成】苍耳子500克，辛夷300克，95%乙醇500毫升。

【制配】前1味炒黄、轧碎，与辛夷同置容器中，加冷开水1升，浸泡4～6小时，再加乙醇，温浸（60～80℃）2日，去渣留液。药渣再加适量水，文火煎煮30分钟，过滤留液，加冷开水至1升。空腹口服。每日2次，每次10～20毫升。

【主治】慢性支气管炎。

方十三：

【组成】紫苏子50克，陈皮30克，白酒750毫升。

【制配】前2味放炒锅中，文火慢炒至香，候冷后研成细末，再置容器中，添加白酒，每日振摇1～2次，密封浸泡30日，去渣留液。口服。每日2次，每次10～20毫升。

【主治】慢性支气管哮喘，咳嗽痰多。

方十四：

【组成】紫苏子60克，白芥子、莱菔子各20克，米酒500毫升。

【制配】前3味炒香，研末，置容器中，添加米酒，每日振摇1～2次，密封浸泡7日，去渣留液。空腹口服。每日2次，每次10～15毫升。

【主治】咳嗽喘息，胸闷气逆，痰涎壅盛。

眩晕

眼花或眼前发黑、视物模糊为目眩。感觉自身或外界景物旋转、站立不稳为头晕。目眩与头晕总称为眩晕。

方一：

【组成】绿茶、菊花、槐花各3克。

【制配】将绿茶、菊花、槐花共同放入一水杯中用沸水冲泡，每日数次，多次饮用。

【主治】眩晕。

方二：

【组成】绿茶1克，香蕉肉200克，食盐0．3克，蜂蜜25克。

【制配】将绿茶、香蕉肉、食盐、蜂蜜同置大碗中，搅拌后加开水300毫升，泡5分钟再服，日服1剂。

【主治】眩晕。

方三：

【组成】绿茶2克，天麻3～5克。

【制配】将切片的天麻和绿茶用开水浸泡大半杯，立即加盖5分钟后热饮，头汁饮完略留余汁，再泡再饮。

【主治】眩晕。

方四：

【组成】嫩茶叶适量。

【制配】将茶叶焙干研细末，吹入鼻腔，每日数次。

【主治】眩晕或气虚外感所致头晕耳鸣。

方五：

【组成】芝麻30克，米醋30毫升，蜂蜜30克，鸡蛋清1个。

【制配】将芝麻炒黄研成末和米醋、蜂蜜、鸡蛋清混合调匀，分作6份，每次服1份，开水冲服，每日3次。

【主治】肝肾不足所致眩晕。

方六：

【组成】醋10毫升。

【制配】将醋倒入杯中，另入等量温开水。乘车、船前顿服。

【主治】晕车、晕船。

方七：

【组成】杜仲叶 10 克，绿茶 3 克。

【制配】将上 2 味有沸水冲泡，每日一剂，代茶饮。

【主治】适于高血压眩晕。

方八：

【组成】当归 30 克，桂圆肉 180 克，甘菊花 30 克，枸杞子 60 克，白酒 1500 毫升，米酒 500 毫升。

【制配】将当归、桂圆、甘菊花、枸杞子放入容器，倒入白酒和米酒，浸泡 20 天。日服 2 次，每次 20～30 毫升。

【主治】适用于头晕眼花，血虚乏力。

方九：

【组成】人参 9 克，枸杞子、五味子各 30 克，白酒 500 毫升。

【制配】将前 3 味捣碎置容器中，加入白酒，每日振摇 1～2 次，密封浸泡 7 日，去渣留液。睡前口服。每日 1 次，每次 10～15 毫升。

【主治】眩晕。

方十：

【组成】桑葚 60 克，锁阳 30 克，蜂蜜 60 克，白酒 1 升。

【制配】将前 2 味捣碎置容器中，加入白酒，每日振摇 1～2 次，密封浸泡 7～10 日，去渣留液，加蜂蜜混匀。空腹口服。每日 2 次，每次 10～20 毫升。

【主治】眩晕。

方十一：

【组成】女贞子 250 克，白酒 750 毫升。

【制配】将前 1 味粗碎置容器中，加入白酒，每日振摇 1～2 次，密封浸泡 7 日，去渣留液。空腹温饮。每日 3 次，每次 15～20 毫升。

【主治】头晕目眩。

方十二：

【组成】山药25克，肉苁蓉60克，五味子35克，杜仲40克，牛膝、菟丝子、茯苓、泽泻、熟地黄、山茱萸、巴戟天、远志各30克，白酒2升。

【制配】将前12味捣碎置容器中，加入白酒，每日振摇1～2次，密封浸泡（春夏5日，秋冬7日），去渣留液。空腹温饮。每日2次，每次10～15毫升。

【主治】眩晕。

方十三：

【组成】女贞子250克，女贞皮、鸡血藤、何首乌各100克，白酒2升。

【制配】将前4味捣碎置容器中，加入白酒，每日振摇1～2次，密封浸泡7日，去渣留液。口服。每日2次，每次10～20毫升。

【主治】眩晕耳鸣。

方十四：

【组成】枸杞子、龙眼肉、当归各60克，牛膝、杜仲、五加皮、金银花各45克，大枣250克，甘草、红花各15克，白酒3. 7毫升，白砂糖500克，蜂蜜500克。

【制配】将前10味捣碎置容器中，加入白酒，每日振摇1～2次，密封浸泡14日，去渣留液，加白砂糖、蜂蜜搅匀。睡前空腹服用。每日1次，每次10～15毫升。

【主治】眩晕。

方十五：

【组成】枸杞子、苍术（蒸）各100克，牛膝、牛蒡根各50克，秦艽、羌活、防风、桔梗、火麻仁、牛蒡子各10克，白酒2. 5升。

【制配】将前10味粗碎置容器中，加入白酒，每日振摇1～2次，密封浸泡7日，去渣留液。温饮。每日3次，每次20～30毫升。

【主治】眩晕。

方十六：

【组成】何首乌120克，黑芝麻、当归各60克，生地黄80克，白酒2.

5升。

【制配】将前4味捣碎置容器中，加白酒，每日振摇1～2次，密封浸泡7日，去渣留液。空腹温饮。每日2次，每次10～20毫升。

【主治】眩晕。

方十七：

【组成】桂枝6克，淡豆豉30克，生姜18克，栀子14枚，黄酒70毫升。

【制配】将前4味粗碎置容器中，加入白酒，文火煮至味出，去渣留液。温饮。每日1次，每次1剂。

【主治】突然昏厥，四肢逆冷不稳。

方十八：

【组成】菊花160克，制首乌80克，当归、枸杞子各40克，米酒2升。

【制配】将前4味捣碎置容器中，加米酒密封。浸泡7～10日，去渣留液。空腹口服。每日2次，每次10～15毫升。

【主治】眩晕，视物昏花。

惊悸、怔忡

惊悸、怔忡是指病人自感心中急剧跳动、惊慌不安、不能自主或脉向参差不齐的一种病症，常见于各种原因引起的心律失常。

方一：

【组成】桂圆肉30克，莲子30克，酸枣仁30克，米醋20～30毫升，水500毫升。

【制配】将桂圆肉、莲子、酸枣仁与水共煮熟后，倒入米醋再煮3～5分钟，每晚食用1碗，长服有效。

【主治】夜眠不安，心慌及心律不齐。

方二：

【组成】花生仁40克，大米40克，嫩花生叶50克，醋20～30毫升。

【制配】首先将花生仁和大米捣研为末，加嫩花生叶共捣研为细末，加水1

碗半，煮粥1碗，加醋，每晚睡前1次食完。

【主治】神经官能症心悸、失眠。

方三：

【组成】茶树根30～60克，糯米、酒、清水各适量。

【制配】将茶树根和糯米、酒加入清水用小火煎，睡前服。

【主治】心力衰竭。

动脉硬化

动脉硬化是动脉的一种非炎症性、退行性和增生性的病变，导致动脉管壁增厚变硬，失去弹性，使得动脉管腔缩小，血流量减少，导致组织器官供血不足。

方一：

【组成】花生米（带衣）500克，米醋适量。

【制配】将花生米浸泡在米醋内7天以上（时间越长越好），每天搅动1次，每晚临睡前嚼食花生米3～5粒，连服7～10天为1疗程。另外，每日早晚各服10粒，长期坚持，有助于血管软化。

【主治】动脉硬化。

方二：

【组成】香菇、醋各适量。

【制配】香菇除去柄根，清水洗净后置广口瓶中加醋浸泡，盖紧置冰箱冷藏15天以上，经常食用能降低胆固醇，改善高血压和动脉硬化症状。

【主治】降血脂、降血压、动脉硬化。

方三：

【组成】天麻、黄芪、党参、何首乌、五味子、枸杞子、茯苓、白砂糖、白酒各适量。

【制配】将上药粗碎放入容器中，添加白酒，每日振摇1～2次，密封浸泡14日。

【主治】动脉硬化。

方四：

【组成】制何首乌100克，菟丝子、桑葚各36克，墨旱莲、金樱子、熟地黄、透骨草各50克，牛膝、女贞子、黄芪、肉桂、豨莶草、桑叶各25克，白酒5升。

【制配】将前13味粗碎放入容器中，加入白酒，每日振摇1～2次，密封浸泡21日，去渣留液。口服。每日2次，每次10～20毫升。

【主治】脑动脉硬化。

方五：

【组成】松叶150克，竹叶75克，蜂蜜90克，白酒1.5升。

【制配】将前2味切碎、晾干，放入容器中，加入蜂蜜、白酒搅匀，每日振摇1～2次，密封浸泡30日，去渣留液。口服。每日2次，每次10～20毫升。

【主治】冠心病，神疲乏力，动脉硬化。

高血压

高血压病是指不明原因引起的收缩压超过19千帕（140毫米汞柱）或舒张压超过12千帕（90毫米汞柱），常有头晕、头痛、乏力等症状。

方一：

【组成】大蒜、白酒各适量。

【制配】用白酒浸泡去皮大蒜，15天后食用。

【主治】高血压。

方二：

【组成】大蒜、糖、醋各适量。

【制配】每天清晨空腹吃糖醋中浸泡7～15天的大蒜1～2瓣并饮汁，连用15天。

【主治】高血压。

方三：

【组成】茶叶、菊花、山楂各10克。

【制配】将茶叶，菊花、山楂放一杯子中用沸水冲泡，代茶常饮，每日1剂。

【主治】高血压。

方四：

【组成】绿茶、菊花、槐花各3克。

【制配】将绿茶、菊花、槐花放一杯子中用沸水冲泡，加盖泡5分钟，常代茶饮用。

【主治】高血压。

方五：

【组成】绿茶1克，苹果皮50克，蜂蜜25克。

【制配】将苹果皮洗净，加清水450毫升，煮沸5分钟，加入蜂蜜和绿茶即可，分3次温服，日服1剂。

【主治】高血压。

方六：

【组成】绿茶6克，杜仲叶6克。

【制配】将绿茶、杜仲叶放入一杯子中用沸水冲泡，闷5分钟后饮用，每日1剂。

【主治】高血压合并心脏病。

方七：

【组成】绿茶50克，龙胆草30克。

【制配】将绿茶、龙胆草共研细末，温开水冲服，每次3克，每日2次。

【主治】主治高血压，口苦、烦躁、失眠、便秘。

方八：

【组成】香蕉50克，茶水50毫升，蜂蜜少许。

【制配】将香蕉去皮捣烂与蜂蜜、茶水调匀，代茶饮用。

【主治】高血压，动脉硬化，冠心病。

方九：

【组成】泡过的茶叶。

【制配】将泡过的茶叶在阳光下晒干，装入枕心做枕头，长期使用。

【主治】高血压，偏头痛。

方十：

【组成】食醋100毫升，冰糖500克。

【制配】将糖放入醋中溶化，每次服10毫升，每日3次，饭后服。

【主治】高血压。溃疡病、胃酸过多者忌。

方十一：

【组成】花生米、醋各适量。

【制配】醋泡花生米5～7天后，每晨空腹食4～10粒。

【主治】高血压。

方十二：

【组成】醋50克，鸡蛋1个。

【制配】将鸡蛋同醋一起煎煮，晨起空腹服，连服7天。

【主治】高血压。

方十三

【组成】醋、黄豆各适量。

【制配】将黄豆炒熟，装入瓶中占1/3，入醋占2/3（醋约1000毫升，豆500克），加盖浸7～10天，便可吃豆饮醋，豆粒数量不限，醋1匙。

【主治】高血压初起、糖尿病、肥胖病、肩周炎。

方十四：

【组成】食醋、鸡蛋各适量。

【制配】将鲜蛋煮熟，敲碎蛋壳，用醋浸24小时，每天早晨空腹吃1个，连服 7～15 天。

【主治】高血压。

方十五：

【组成】食醋 2500 毫升，冰糖 500 克。

【制配】把冰糖放入食醋中溶化，每饭后服 1 汤匙。

【主治】高血压。

方十六：

【组成】醋 15 毫升，玉米须 60 克，瘦猪肉 250 克。

【制配】将猪肉洗净切片与醋、玉米须入锅煎汤，煎好后食肉喝汤，每日 2 次，可适当降血压。

【主治】高血压。

方十七：

【组成】干玉米须 7～8 克，苦丁茶适量。

【制配】将干玉米须同苦丁茶一起泡茶喝。

【主治】高血压（疗效特佳）。

方十八：

【组成】陈醋 500 毫升，黑豆 200 克。

【制配】待黑豆在陈醋中浸 1 周后，每次嚼服 30 粒，每日 3 次。

【主治】高血压。

方十九：

【组成】茶叶 10 克，香蕉 50 克，糖适量。

【制配】香蕉去皮研碎，放入等量的茶水中，再加入适量糖。每日服 3 次，每次服 1 小杯。

【主治】高血压，冠心病，高血压，动脉硬化症。

方二十：

【组成】菊花、茯苓各500克，白酒3升。

【制配】前2味捣碎置容器中，加入白酒，每日振摇1～2次，密封浸泡7日，去渣留液。口服，每日3次，每次15～30毫升。

【主治】眼目昏花，头痛眩晕，目赤肿痛。

方二十一：

【组成】地龙200克，白酒500毫升。

【制配】将地龙粗碎置容器中，添加白酒，每日振摇1～2次，密封浸泡7日，去渣留液。口服。每日3次，每次1/3剂。

【主治】原发性高血压。

方二十二：

【组成】杜仲、桑寄生、黄芩、金银花各100克，通草、当归各50克，红花10克，米酒10升，高粱酒适量。

【制配】将前7味粗碎放入容器中，添加米酒和高粱酒，每日振摇1～2次，密封浸泡7～14日，去渣留液。口服，每日2次，每次15～20毫升。

【主治】高血压。

方二十三：

【组成】杜仲30克，白酒500毫升。

【制配】将前1味切碎放入容器中，添加白酒，每日振摇1～2次，密封浸泡7日，去渣留液。每日分2～3次饮服，每次10～20毫升。

【主治】高血压。

方二十四：

【组成】枸杞子、龙眼肉各60克，白酒500毫升。

【制配】将前2味捣碎放入容器中，加入白酒，每日振摇1～2次，密封浸泡7日，去渣留液。空腹温饮，每日2次，每次10～15毫升。

【主治】高血压。

方二十五：

【组成】山药、玉竹各200克，灵芝25克，茯苓、麦冬、泽泻各150克，五味子5克，人参70克，山茱萸10克，熟地黄、酒曲各50克，牡丹皮15克，白酒20升，蔗糖24千克。

【制配】将前12味研粉放入容器中，加入白酒，密封浸泡10～15日，去渣留液。另将蔗糖制成糖浆，入药液混匀。口服。每日1次，每次15～20毫升。

【主治】高血压。

方二十六：

【组成】桑葚100克，糯米甜酒曲100克，糯米1000克。

【制配】将桑葚捣烂取汁，文火煮沸，待冷；酒曲研末。糯米蒸熟，待温后加入药汁和曲末拌匀，密封，常规酿酒，去糟留液。口服。每日3次，每次15～20毫升。

【主治】高血压。

方二十七：

【组成】菊花35克，生地黄、当归各30克，枸杞子25克，糯米甜酒1升。

【制配】前4味使碎，放入容器中，加入500毫升清水文火煮30分钟，去渣留液，再加入糯米甜酒，煮30分钟。空腹口服，每日1次，每次10～30毫升。

【主治】高血压。

方二十八：

【组成】鲜石菖蒲、鲜木瓜、菊花各20克，桑寄生30克，小茴香10克，烧酒1．5升。

【制配】将前5味粗碎放入容器中，加入烧酒，每日振摇1～2次，密封浸泡7日，去渣留液。每日晨起空腹温饮，每次10～15毫升。

【主治】高血压。

方二十九：

【组成】嫩竹120克，白酒1升。

【制配】将嫩竹粗碎放入容器中，添加白酒，每日振摇1～2次，密封浸泡12

日，去渣留液。口服。每日 2 次，每次 15～20 毫升。

【主治】原发性高血压。

高脂血症

血浆总胆固醇超过 220 毫克/分升即称高胆固醇血症，三酰甘油超过 150 毫克/分升即为高三酰甘油血症，两者合称高脂血症。

方一：

【组成】米醋 180 毫升，新鲜鸡蛋 1 个。

【制配】鸡蛋洗净泡入醋中，待鸡蛋壳软化后，加蜜 100 毫升，1 日分 3 次服完，10 日为 1 疗程（蛋必须现泡现吃）。

【主治】高脂血症。

方二：

【组成】绿茶 2 克，菊花 10 克，山楂片 25 克，清水 400 毫升。

【制配】将绿茶、菊花、山楂放入有 400 毫升水的锅中煮沸 5 分钟，分 3 次温服，加开水复泡续饮，日服 1 剂。

【主治】高脂血症。

方三：

【组成】醋、花生米各适量。

【制配】将花生米在醋中浸泡 24 小时，每日早晚各服 10 粒，既降低胆固醇又软化血管、降低血压。

【主治】高胆固醇血症。

方四：

【组成】绿茶 6 克，大黄 2 克。

【制配】将绿茶、大黄用沸水冲泡，代茶常饮。

【主治】高脂血症。

方五：

【组成】荷叶、山楂、乌龙茶、六安茶各适量。

【制配】将荷叶、山楂、乌龙茶、六安茶晒干，研成细末用开水冲泡代茶饮。

【主治】高脂血症。

方六：

【组成】绿茶 6 克，草决明 20 克。

【制配】将绿茶、草决明用沸水冲泡，代茶饮。

【主治】大便干燥、口舌干之高脂血症。

方七：

【组成】茶叶 3 克，陈葫芦 15 克。

【制配】将陈葫芦晒干研末与茶叶用沸水冲泡，代茶常饮。

【主治】高脂血症。

方八：

【组成】绿茶 10 克，荷叶 10 克。

【制配】将绿茶、荷叶用沸水冲泡，代茶频饮。

【主治】高脂血症。

方九：

【组成】黄芪 30 克，灵芝、茯苓各 15 克，郁金 10 克，茶叶 6 克。

【制配】将黄芪、灵芝、茯苓、郁金、茶叶用水煎取汁，煮沸后浸泡茶叶。

【主治】高血脂，脂肪肝。

方十：

【组成】香菇 25 克，柠檬 1 个，白酒 500 毫升，蜂蜜 80 克。

【制配】将香菇、柠檬洗净晾干切片，放入容器加酒，密封。泡 7 天去柠檬，再泡 7 天，调入蜂蜜，即成，日服 2 次，每次服 20 克。

【主治】高血压，高脂血症。

冠心病

冠心病是心脏的冠状动脉粥样硬化，管腔狭窄或阻塞，导致心肌缺血缺氧所引起的以心前区疼痛为主要症状的心脏缺血性疾病。激动、劳累时心前区易生压榨性疼痛，休息或用硝酸酯类后可以缓解。

方一：

【组成】兔血、茶末各200克，乳香末100克。

【制配】将茶末、乳香末放入兔血中捣烂制成黄豆大的药丸，每日温醋化服1丸。

【主治】冠心病。

方二：

【组成】老茶树的粗壮老根适量。

【制配】将茶树根洗净切片，每日30～90克，加糯米酒适量，盛入瓦罐内，加水，用慢火煎煮2次，取2次浓汁，每晚睡前温服，30天为1疗程，可连服4～5个疗程。

【主治】高血脂，脂肪肝。

方三：

【组成】茶叶5克，山楂10克，益母草10克。

【制配】将茶叶、山楂、益母草放入口杯中用沸水泡饮，每日饮用。

【主治】冠心病。

方四：

【组成】绿茶1克，山楂片25克，清水400毫升。

【制配】将绿茶、山楂片放入400毫升水的锅中煮沸5分钟，分3次温服，可加开水续泡饮，每日1剂。

【主治】冠心病。

方五：

【组成】茶叶10克，去皮香蕉50克，蜂蜜少许。

【制配】用开水冲泡茶叶，香蕉捣烂，加入蜂蜜调成茶水当茶饮，每日1剂。

【主治】冠心病、动脉硬化。

方六：

【组成】茶叶1克，干心莲3克。

【制配】将茶叶、干心莲放入口杯中用沸水浸泡，5分钟即可，饭后饮用，可续泡再饮，直至无味。

【主治】冠心病。

方七：

【组成】茶叶10克，山楂10克，菊花10克。

【制配】将茶叶、山楂、菊花放入口杯中用沸水泡饮，每日饮用。

【主治】冠心病。

方八：

【组成】去盐分的海蜇头100克，去皮切片荸荠100克，红糖30克，醋10毫升。

【制配】将海蜇头、荸荠、红糖、醋一起放入瓦锅内水煎。每天1次口服，连服15～20天。

【主治】冠心病阴虚阳亢者，症见心胸疼痛时，或胸痛兼胸闷、心悸头晕、心烦不寐、盗汗、口干或面有潮热。

方九：

【组成】大蒜、花生米、桂花各适量。

【制配】将大蒜、花生米、桂花放入醋中浸泡24小时，每天起床后吃10～15粒；或每天晚上醋浸花生米10～15粒，次晨连醋一起服完。

方十：

【组成】心悸花、石菖蒲各6克，青茶10克。

【制配】将心悸花、石草蒲、青茶晒干共研粗末，用沸开水冲泡，每日1剂，随意饮用。

【主治】冠心病。

方十一：

【组成】红糖适量，鸡蛋 3 个，食醋 60 毫升。

【制配】将鸡蛋打入容器中，加食醋红糖调匀，日服一到两次，连服数日。

【主治】适用于心绞痛。

方十二：

【组成】老茶根 30 克，榆树根 30 克，茜草根 15 克。

【制配】将上面三种材料加水煎汤，去渣取汁，代茶饮，每日一剂，一个月为一疗程。

【主治】心绞痛。

方十三：

【组成】紫皮大蒜 18 片、红葡萄酒 150 毫升。

【制配】将大蒜捣碎放入容器中，加入葡萄酒，每日振摇 1～2 次，密封浸泡 15 日，去渣留液。口服。每日 2 次，每次 10～15 毫升。

【主治】冠心病。

方十四：

【组成】山楂 50 克，瓜蒌 30 克，米酒 1 升。

【制配】将前 2 味捣碎放入容器中，添加米酒，每日振摇 1～2 次，密封浸泡 3 日，去渣留液。口服。每日 3 次，每次 5～10 毫升。

【主治】痰阻血滞型冠心病。

方十五：

【组成】栀子、三七各 10 克，丹参 15 克，瓜蒌、薤白、淡豆豉各 30 克，冰糖 200 克，白酒 500 毫升。

【制配】将前 6 味粗碎放入容器中，加入白酒，每日振摇 1～2 次，密封浸泡 7 日，去渣留液，入冰糖溶解。口服。每日 2 次，每次 10～20 毫升。

【主治】冠心病，心绞痛。

方十六：

【组成】人参10克，丹参、山楂各30克，白酒750毫升。

【制配】将前3味切片，放入容器中，加白酒，每日振摇1～2次，密封浸泡30日，去渣留液。口服。每日2次，每次15毫升。

【主治】气虚血瘀型冠心病，高脂血症。

方十七：

【组成】当归、冬虫夏草18克，人参、红花、川芎、橘络、薤白各15克，白酒1升，白砂糖150克。

【制配】将前7味粗碎放入容器中，加白酒，每日振摇1～2次，密封浸泡15日，去渣留液，入白砂糖溶解。口服。每日3次，每次5～10毫升。

【主治】气滞血瘀型冠心病，以及心胸闷痛。

方十八：

【组成】瓜蒌皮、葛根各25克，檀香、红花各15克，桃仁、延胡素各20克，丹参30克，白酒1升。

【制配】将前7味研末放入容器中，加入白酒，每日振摇1～2次，密封浸泡30日，去渣留液。每日睡前口服1次，每次5～10毫升。

【主治】痰淤闭阻型冠心病及胸闷心痛。

胃脘痛

胃脘痛是指胸骨以下、脐以上部位近心窝处的疼痛，并伴脘腹胀满、嗳腐吞酸、恶心呕吐、不思饮食等症状。

方一：

【组成】干姜丝3克，绿茶1克。

【制配】将干姜丝、绿茶用开水冲泡15分钟后喝下，每日3次。

【主治】急性胃肠炎、胃脘痛。

方二：

【组成】大蒜、醋各适量。

【制配】将大蒜去皮放进醋内浸泡，每餐吃6瓣，每日3次。

【主治】急性胃肠炎。

方三：

【组成】干姜末3～5克。

【制配】每次用温酒送服，每日1次。

【主治】胃脘疼痛。

方四：

【组成】绿茶1克，玫瑰花5克，蜂蜜25克。

【制配】将绿茶、玫瑰花、蜂蜜用300毫克水煎服。

【主治】神经官能症之胃痛。

方五：

【组成】沧州金丝小枣、乌龙茶各适量。

【制配】用开水冲泡小枣和乌龙茶，代茶饮。

【主治】胃痛。

方六：

【组成】大蒜、米醋各适量。

【制配】用醋煮大蒜趁热食之。

【主治】胃痛。

方七：

【组成】生姜100克，米醋250毫升。

【制配】生姜切细丝，浸泡在米醋中，装瓶内加盖密封，每次空腹服10毫升。

【主治】胃痛。

方八：

【组成】生姜60克，醋、红糖各适量。

【制配】醋泡姜24小时，取姜加红糖开水冲泡服。

【主治】胃痛。

方九：

【组成】炮姜30克，香附60克。

【制配】将炮姜、香附晒干研为细末，每次9克，米汤送服。

【主治】气滞胃痛。

方十：

【组成】大蒜、醋各适量。

【制配】醋泡蒜2～3年，每次服3～5瓣，每日3次。

【主治】心腹冷痛。

方十一：

【组成】青蒜带叶3根，米醋500毫升。

【制配】用醋煮青蒜，痛时即服。胃酸过多者慎用。

【主治】胃脘痛。

方十二：

【组成】生姜100克，醋250毫升。

【制配】将生姜洗净切丝，泡在醋中。然后装瓶密封备用，每日空腹服用10毫升。胃酸过多者慎用。

【主治】胃脘隐痛，绵绵不断，喜揉喜按，得食则减。

方十三：

【组成】大蒜头200克，白糖60克，米醋50毫升。

【制配】将大蒜剥皮洗净。热锅中放入菜油，烧至7成熟时，将蒜瓣倒入煸炒片刻，加入米醋、白糖水适量，慢火蒸至蒜熟，加味精少许即可装盘食用。

【主治】脾胃虚寒、脘腹冷痛、胃酸缺乏、消化不良、大便偏稀。

方十四：

【组成】生姜、大蒜各100克，醋500毫升。

【制配】生姜洗净切片和大蒜瓣同泡醋中，密封存放1天以上，每次饮醋汁适量或嚼食姜蒜适量。胃酸过多者慎用。

【主治】脾胃虚寒，胃脘痛隐，喜温喜按。

方十五：

【组成】生姜、醋、红糖各适量。

【制配】将生姜洗净切片，放醋中浸泡2天，每次三片加一些红糖用开水冲泡10分钟服下，每日2次。

【主治】受寒胃痛。

方十六：

【组成】盐、醋各适量，青蒜连叶7根。

【制配】将青蒜洗净切片用盐醋煮熟，痛时即服。

【主治】慢性胃痛。

方十七：

【组成】雄黄60克，醋2000毫升。

【制配】雄黄细研，醋慢火煎成膏，蒸饼丸和梧桐子大。每服7丸，姜汤送下。

【主治】胃脘痛。

方十八：

【组成】小蒜、盐、醋各适量。

【制配】将小蒜用盐醋煮熟，病时常服，可除根，戒食乌贼鱼。

【主治】胃脘痛，经久不愈者。

方十九：

【组成】鸡蛋10个，冰糖30克，清酒适量。

【制配】将鸡蛋打碎同冰糖清酒入锅用炭火炖成焦黄色，每日 3 次，每次一大匙，食前服。

【主治】胃脘痛，胃痉挛痛。

方二十：

【组成】杏仁 7 粒，醋 15 毫升。

【制配】将杏仁、醋入锅添水煎煮，服之。

【主治】胃脘痛。

方二十一：

【组成】木香 9 克，丁香、檀香各 6 克，甘草 60 克，砂仁 15 克，酒曲 30 克，白酒、蜂蜜各适量。

【制配】前 6 味研细，加适量蜂蜜调匀为丸，每丸重约 9 克，每丸用白酒 500 毫升密封浸泡 7 日，每日振摇 1～2 次。口服。每日 2 次，每次 15～20 毫升。

【主治】肝气犯胃，脘腹饱满，嗳气打嗝，消化不良。

方二十二：

【组成】山楂、龙眼肉各 250 克，大枣、红砂糖各 30 克，米酒 1 升。

【制配】前 3 味去核、晾干、粗碎，置容器中，添加红砂糖和米酒搅匀，每日振摇 1～2 次，密封浸泡 10 日，去渣留液。口服。每日 2 次，每次 20～30 毫升。

【主治】老年人腰酸腿疼；过度劳累，全身酸软乏力，肌肉关节疼痛，头晕眼花；肉食积滞，脘腹胀满，面色萎黄，大便秘结；产后恶露不绝，小腹疼痛。

方二十三：

【组成】丁香、白豆蔻、高良姜、零陵香、红豆蔻、肉豆蔻、草豆蔻、桂枝、山药各 6 克，当归 30 克，陈皮、肉桂各 20 克，白芷、砂仁、枸杞子、佛手各 10 克，沉香 4 克，檀香、木香各 2 克，酒曲 162 毫升，蜂蜜 1560 克，冰糖 416 克，白酒 5．2 升。

【制配】前 20 味使碎，置容器中，添加白酒文火煮数沸，入蜂蜜、冰糖溶解，去渣留液。温饮。不拘时候，随量饮用。

【主治】寒湿中阻，脾胃气滞，脘满痞塞，腹胀腹痛，不思饮食，消化不良，呕吐清水，口淡喜热饮，气滞不顺。

方二十四：

【组成】白术，苍术各106克，白酒400毫升。

【制配】前2味切片，置容器中，加清水400毫升，文火煮取300毫升，候冷，添加白酒，每日振摇1～2次，密封浸泡7日，去渣留液。口服。每日3次，每次30～50毫升。

【主治】脾胃虚弱，食欲不振，消化不良，胸腹胀满，泄泻。

方二十五：

【组成】陈皮50克，生山楂100克，白酒500毫升。

【制配】前2味粗碎，置容器中，添加白酒，每日振摇1～2次，密封浸泡7日，去渣留液。口服。每日2～3次，每次30～50毫升。

【主治】脾虚挟湿，消化不良，食少胃满，脘腹胀痛；高血脂，肥胖症。

方二十六：

【组成】神曲100克，白酒500毫升。

【制配】神曲稍炒热，置容器中，添加白酒，每日振摇1～2次，密封浸泡7日，去渣留液。口服。每日2次，每次10～20毫升。

【主治】伤食之脘腹闷胀，消化不良；闪挫腰痛。

方二十七：

【组成】草果10克，山楂5克，白酒250毫升。

【制配】前2味粗碎，置容器中，添加白酒，每日振摇1～2次，密封浸泡7～10日，去渣留液。口服。每日2次，每次10～15毫升。

【主治】脾虚湿聚，食滞中脘，消化不良，脘腹胀痛，反胃。

方二十八：

【组成】草果10克，山楂20克，陈皮15克，白酒250毫升。

【制配】前3味切碎，置容器中，添加白酒，每日振摇1～2次，密封浸泡7

～10 日，去渣留液。口服。每日 2 次，每次 10 毫升。

【主治】消化不良，胃脘闷胀，食欲不振。

方二十九：

【组成】党参、茯苓各 15 克，白术、甘草、陈皮各 10 克，制半夏、木香、砂仁、生姜各 6 克，黄酒 1 升。

【制配】前 9 味粗碎，置容器中，添加黄酒，每日振摇 1～2 次，密封浸泡 7～10 日，去渣留液。口服。每日 3 次，每次 10～15 毫升。

【主治】脾胃虚弱，气虚乏力，消化不良，食欲不振，脘腹胀闷，呕吐泄泻。

慢性胃炎

慢性胃炎是指不同病因引起的各种慢性胃黏膜炎性病变，是一种常见病，其发病率在各种胃病中居首位。自纤维内镜广泛应用以来，对本病认识有明显提高。常见慢性浅表性胃炎、慢性糜烂性胃炎和慢性萎缩性胃炎。后者黏膜肠上皮化生，常累及贲门，伴有 G 细胞丧失和胃泌素分泌减少，也可累及胃体，伴有泌酸腺的丧失，导致胃酸，胃蛋白酶和内源性因子的减少。

方一：

【组成】制半夏、黄芩各 30 克，人参、黄芪、炙甘草各 20 克，黄连 5 克，大枣 10 克，白酒 750 毫升。

【制配】前 7 味捣碎，置容器中，添加白酒，每日振摇 1～2 次，密封浸泡 5 日，加冷白开水 500 毫升和匀，去渣留液。

【主治】胃气不和，寒热互结，心下痞硬，不思饮食，肠鸣下利，体倦乏力。

方二：

【组成】山楂、槟榔各 6 克，神曲、麦芽、麦冬各 9 克，姜黄 7 克，黄酒 500 毫升。

【制配】前 6 味粗碎，置容器中，添加黄酒，密封，文火煎煮 30 分钟，去渣留液。口服。每日 2 次，每次 1/2 剂。

【主治】慢性胃炎，胃脘胀满刺痛，食欲不振。

方三：

【组成】白术、茯苓、菊花各60克，金银花叶40克，白酒1.5升。

【制配】前2味捣碎，次2味切细，同置容器中，添加白酒，每日振摇1～2次，密封浸泡7日，去渣留液，入冷开水1升摇匀。空腹温饮。每日2次，每次20～30毫升。

【主治】脾虚湿盛，脘腹胀闷不适，心悸，眩晕，腰脚沉重。

方四：

【组成】地榆、青木香各64克，白酒1升。

【制配】前2味切碎，置容器中，添加白酒，每日振摇1～2次，密封浸泡30日，去渣留液。口服。每日2次，每次10～15毫升。

【主治】慢性胃炎，脘腹胀满疼痛，食欲不振。

方五：

【组成】佛手120克，五加皮30克，木瓜、青皮各12克，木香、丁香各6克，栀子、陈皮各15克，高良姜、肉桂各9克，当归18克，冰糖1500克，白酒10升。

【制配】前11味使碎，置容器中，添加白酒，文火加热30分钟，去渣留液，入冰糖溶解。口服。每日2次，每次20～30毫升。

【主治】肝郁气滞，脾胃不和，胸胁满闷，心烦，气逆欲呕，食欲不振，胃脘胀痛。

反胃

反胃是指食下良久复吐出，或隔宿吐出的病症，见于现代医学的幽门梗阻等病。

方一：

【组成】醋适量。

【制配】将醋与开水兑饮，立止。

【主治】反胃。

方二：

【组成】荔枝 2 份，广木香 1 份，五灵脂 1 份，当归尾 1 份，醋适量。

【制配】将药共研为细末，再与醋和匀。每服药末 3 克。日服一或两次。

【主治】胃或十二指肠溃疡。

方三：

【组成】绿茶 15 克，鸡蛋 2 个。

【制配】鸡蛋洗净，与绿茶同煮，蛋熟后去壳再煮，直至水干。

【主治】胃溃疡。

腹胀腹痛

从胃下到脐周，再到耻骨毛际的部位为腹部，腹胀、腹痛在内科主要由胃肠病变引起，是肠痉挛、肠功能紊乱、急慢性胃肠炎、胃肠本身病变、受寒、情绪不佳、手术等引发的疾病。

方一：

【组成】大蒜、黄酒各适量。

【制配】将大蒜、黄酒混在同一瓶子中煨熟，食不拘量。

【主治】气滞腹胀。

方二：

【组成】醋 1 杯。

【制配】将醋放入锅中煮热后饮服。

【主治】蛔虫性腹痛。

方三：

【组成】醋 60 毫升，花椒 15 粒。

【制配】用醋煮花椒，煮沸 15 分钟顿服，半小时后再服 1 剂。

【主治】蛔虫性腹痛。

方四：

【组成】醋、大蒜各适量。

【制配】醋浸大蒜食之。

【主治】寒冷腹痛。

方五：

【组成】鲜姜5片，红糖60克，白酒少许。

【制配】将鲜姜洗净同糖入锅水煎，然后加入少许白酒，温服。

【主治】寒性腹痛，蛔虫性腹痛。

方六：

【组成】大蒜1．5千克，等量酒醋。

【制配】将大蒜去皮浸于等量酒醋中10天食用，痛时每日3～5头，连服7天。

【主治】脾胃虚弱，寒气凝聚，腹脘冷痛，水肿胀满，痛闷。

方七：

【组成】姜汁、黄酒各适量。

【制配】将姜汁、黄酒混合内服。

【主治】腹痛。

方八：

【组成】黄连90克，干姜30克，当归45克，阿胶45克，醋适量。

【制配】先将四味药研为末，加醋做成丸，大小适中。每日吃30粒，米汤送下。日服3次。

【主治】适用于下痢脓血，腹痛难忍。

方九：

【组成】丁香2粒，山楂6克，黄酒50毫升。

【制配】丁香、山楂使碎，同置容器中，添加黄酒，隔水文火蒸10分钟，去渣留液。温饮。每日1次，每次1剂。

【主治】慢性肠炎，感寒腹痛、腹胀、吐泻。

方十：

【组成】丁香 3 克，厚朴、陈皮各 6 克，黄酒 100 毫升。

【制配】前 3 味粗碎，置容器中，添加黄酒，文火煮 2～3 沸，去渣留液。口服。每日 2 次，每次 1/2 剂。

【主治】受寒腹痛，腹胀，吐泻。

方十一：

【组成】红豆蔻、肉豆蔻、白豆蔻、高良姜、肉桂各 30 克，丁香、山药各 15 克，白砂糖 120 克，鸡子清 2 枚，烧酒 1 升。

【制配】前 7 味研为末，置容器中，添加烧酒，入白砂糖溶解，加鸡子清搅匀，文火煮十多沸。温饮。每日 2 次，每次 15～20 毫升。

【主治】脾胃虚寒，气滞脘满，消化不良，恶心呕吐，泄泻腹痛。

方十二：

【组成】九香虫、五味子、肉豆蔻各 30 克，党参 20 克，白酒 1 升。

【制配】前 4 味粗碎，置容器中，添加白酒，隔日摇动 1～2 次，密封浸泡 14 日，去渣留液。口服。每日 2 次，每次 10～15 毫升。

【主治】脾肾阳虚，腹部畏寒，脐周疼痛，形寒肢冷，泻后痛减。

方十三：

【组成】木香、丁香、大茴香、猪牙皂、肉豆蔻、陈皮、石菖蒲、荜茇各 5 克，生大黄 15 克，厚朴、苍术各 8 克，藿香 6 克，细辛、吴茱萸各 4 克，肉桂、高良姜、白豆蔻各 3 克，樟脑 10 克，薄荷脑 1．5 克，白酒 800 毫升。

【制配】前 17 味研末，同置容器中，添加白酒，每日振摇 1～2 次，密封浸泡 20 日，去渣留液，入樟脑、薄荷脑溶解。口服。不拘时候，每次 10～15 毫升。

【主治】胸腹胀闷不适，恶心呕吐，晕船晕车，水土不服，腹痛泄泻。

方十四：

【组成】肉桂、丁香各15克，细辛、砂仁、肉豆蔻、罂粟壳各10克，樟脑125克，汾酒500毫升。

【制配】前7味粉细，置容器中，添加汾酒，每日振摇1～2次，密封浸泡7日，去渣留液。温饮。每日2次，每次5～10毫升。

【主治】暑月贪凉饮冷、过食瓜果生冷等致腹痛、呕吐、泄泻、头痛、恶寒、肢冷。

方十五：

【组成】虎杖根60克，桃仁9克，黄酒500毫升。

【制配】前2味捣烂，置容器中，添加黄酒，每日振摇1～2次，密封浸泡3日，去渣留液。口服。每日3次，每次50毫升。

【主治】猝发腹痛症结。

方十六：

【组成】砂仁20克，橘红30克，白酒500毫升。

【制配】前2味粗碎，同入锅中炒热，候冷，置容器中，添加白酒，每日振摇1～2次，密封浸泡7～10日，去渣留液。口服。每日1～2次，每次10～20毫升。

【主治】脾胃虚弱，气滞不行，胸闷腹胀，食欲不振。

方十七：

【组成】鲜胡桃仁250克，刺梨根130克，白酒1升。

【制配】胡桃仁捣碎，刺梨根切碎，同置容器中，添加白酒，每日振摇1～2次，密封浸泡20日，去渣留液。口服。每日3次，每次10毫升。

【主治】慢性胃肠炎，腹痛。

呕吐

呕吐是食物、痰涎自胃中上涌从口而出的病症，主要由平滑肌痉挛造成胃肠道反射性逆蠕动而引起，可见于西医学的急性胃炎、贲门痉挛、幽门梗阻、胆囊炎及药物反应等。

方一：

【组成】姜汁适量，葡萄酒 20 毫升。

【制配】将葡萄酒与姜汁调匀服。

【主治】呕吐。

方二：

【组成】茶叶、绿豆粉各等份，白糖少许。

【制配】用开水将茶叶、绿豆粉、白糖冲泡，顿服。

【主治】急性吐泻。

方三：

【组成】生姜 3 克，红糖、醋各适量。

【制配】将生姜洗净切片，浸入醋中 24 小时，加红糖适量，以沸水冲泡，代茶饮。

【主治】呕吐。

方四：

【组成】生姜 3～5 克，连须葱白 5～7 根，糯米 50～100 克，醋 10～15 毫升。

【制配】把糯米淘净后与生姜放入砂锅内煮 1～2 沸后加葱白，待粥快熟时，加醋稍煮，趁热食用。

【主治】脾胃虚寒或外感风寒所致的呕吐。

方五：

【组成】醋、明矾、面粉各适量。

【制配】将醋、明矾、面粉放在一起调为糊状敷两足涌泉穴，包扎固定，半小时后呕吐即可止住。

【主治】呕吐而药难服下。

方六：

【组成】大蒜、米醋各适量。

【制配】醋泡大蒜（越久越好），饮泡过大蒜的醋汁。

【主治】虫积呕吐。

方七：

【组成】高良姜70克，藿香50克，黄酒500毫升。

【制配】高良姜用火炙出焦香味，打碎，与藿香混匀，置容器中，添加黄酒，文火煮3～4沸，去渣留液。口服。每日2次，每次15～20毫升。

【主治】胃寒呕吐，脘腹冷痛，霍乱吐痢。

方八：

【组成】制半夏100克，葱白、生姜、陈皮各250克，白酒2升。

【制配】前4味晾干、捣碎，置容器中，添加白酒，每日振摇1～2次，密封浸泡15日，去渣留液。口服。每日3～4次，每次10～15毫升。

【主治】急性呕吐，腹胀不适。

方九：

【组成】小茴香（茎、叶同用）300克，生姜汁9克，米酒30毫升。

【制配】前1味捣碎、取汁，置容器中，入生姜汁、米酒混匀，文火煮沸，去渣留液。温饮。每日1次，每次1剂。

【主治】寒冷侵袭或过食生冷，恶心呕吐，胃脘胀痛，下腹疼痛。

方十：

【组成】吴茱萸根15克，火麻仁50克，陈皮25克，黄酒1升。

【制配】前3味捣碎，置容器中，添加黄酒，密封浸泡1日，文火煮沸，去渣留液。空腹口服。每日2次，每次15～30毫升。

【主治】脾胃虚热，呕吐，腹痛，寄生虫病；产后虚弱，大便秘结，呕吐痰涎，头额冷痛。

方十一：

【组成】薄荷50克，薄荷油50毫升，90%乙醇适量。

【制配】薄荷置容器中，添加乙醇，密封浸泡1～3日，去渣留液，入薄荷油混匀，加乙醇至1升。空腹口服。每日1次，每次0．5～1毫升。

【主治】嗳气，呃逆，恶心呕吐，腹胀。

呃逆

呃逆，俗称，是指气逆上冲，喉间呃呃连声，声短而频，令人不能自制的病症，见于西医学的胃肠神经官能症、膈肌痉挛等。

方一：

【组成】米醋100毫升，红糖9克。

【制配】将红糖和米醋搅匀服。

【主治】胃寒呃逆。

方二：

【组成】醋2汤匙，白糖1汤匙。

【制配】白糖放入醋中混溶后慢慢饮下，并再用醋少许涂擦口鼻。

【主治】各种原因引起的呃逆，胃火所导致之呃逆尤效。

方三：

【组成】香醋20毫升。

【制配】把香醋与20毫升凉开水混匀1次喝下去。

【主治】各种原因引起的呃逆。

方四：

【组成】丁香5粒，柿蒂5个，白酒100毫升。

【制配】前2味粗碎，置容器中，添加白酒，密封，隔水文火蒸10分钟，去渣留液。温饮。每日2次，每次10～20毫升。

【主治】胃寒疼痛呃逆。

方五：

【组成】干姜60克，制附子40克，白酒1升。

【制配】前2味捣碎，置容器中，添加白酒，每日振摇1～2次，密封浸泡7日去渣留液。空腹温饮。每日3次，每次10～20毫升。

【主治】心腹冷痛，呃逆呕吐，泄泻，痢疾，消化不良，寒饮喘咳，痰白清稀，肢冷汗出。

方六：

【组成】红曲15克，砂仁5克，陈皮、青皮、当归各7．5克，丁香、白豆蔻、厚朴、栀子、麦芽、枳壳各3克，藿香4．5克，木香1．5克，冰糖500克，白酒4升。

【制配】前13味捣碎，置容器中，添加白酒，密封，隔水文火蒸2小时，去渣留液，入冰糖溶解。口服。每日2次，每次10～20毫升。

【主治】肝郁脾虚，呃逆嗳气，胸腹胀闷不适，食欲不振。

方七：

【组成】生姜50克，葡萄酒500毫升。

【制配】生姜捣烂，置容器中，添加葡萄酒，每日振摇1～2次，密封浸泡3日，去渣留液。口服。每日2次，每次50毫升。

【主治】嗳气呃逆，寒性腹痛。

方八：

【组成】熟地黄44克，枸杞子40克，山药36克，茯苓32克，山茱萸20克，甘草24克，黄酒1升。

【制配】前6味粗碎，置容器中，添加清水200毫升及黄酒，文火煮30分钟，候冷，每日振摇1～2次，密封浸泡3～5日，去渣留液。睡前口服。每日1次，每次15～30毫升。

【主治】阴虚阳盛，呃逆不止；胃阴不足，腰酸遗精，口燥咽干，盗汗；外感温病，余热未清，唇舌焦黑，口渴引饮。

吐血

吐血是指血从胃、食管而来，经口吐出，多夹食物残渣，或伴有黑便的病症，多见于西医学的上消化道出血。

方一：

【组成】醋适量。

【制配】将醋煮热倒入盆中趁热熏泡洗脚，少顷即可止血。呕吐严重者血止后应当就医诊治，不可拖延。

【主治】吐血，消化道溃疡出血。

方二：

【组成】米醋200毫升，头发灰3克，米酒少许。

【制配】将米醋和头发灰调和均匀，以米酒调服。

【主治】吐血。

方三：

【组成】阿胶40克，蛋黄4个，黄酒50毫升，盐适量。

【制配】将黄酒用文火煮沸，加阿胶化开后再加入蛋黄、盐拌匀，再煮数沸，每早晚各1次，每次随量温饮。

【主治】吐血。

方四：

【组成】茶叶、香油、白蜜各120克。

【制配】茶叶煎水2壶，放入香油和白蜜煮至起泡，每日3次，7日服尽。

【主治】吐血。

方五：

【组成】白鸡冠花、醋各适量。

【制配】白鸡冠花，醋浸蒸7次，每服6克，热酒下。

【主治】吐血。

腹泻

腹泻是指大便次数增多，大便呈稀溏或排出物是未消化的食物，甚至排泄物像水样，属于中医的泄泻范畴。

方一：

【组成】茶叶15克，炮姜3克，盐3克，粳米30克。

【制配】将茶叶、炮姜、盐、粳米入锅同炒，水煎服。

【主治】腹泻。

方二：

【组成】鸡蛋2个，米醋适量。

【制配】用米醋煮鸡蛋，食之。

【主治】腹泻。

方三：

【组成】绿茶6克，姜末3克。

【制配】将绿茶和姜末入杯用开水冲泡，代茶饮。

【主治】腹泻。

方四：

【组成】红糖、茶叶各适量。

【制配】茶叶煎浓，加红糖煮至发黑服用。

【主治】腹泻。

方五：

【组成】干姜丝3克，绿茶1克。

【制配】将干姜丝与绿茶用开水冲泡15分钟后饮下，每日3次。

【主治】急性胃肠炎腹泻。

方六：

【组成】醋适量。

【制配】常喝醋。

【主治】久泻不止。

方七：

【组成】茶叶适量。

【制配】将茶叶煎剂，每次 10 毫升，每日 3 次。

【主治】急性胃肠炎腹泻。

方八：

【组成】米醋 50 毫升，开水适量。

【制配】以开水稀释醋，常服用。

【主治】食积腹泻。

方九：

【组成】大蒜 4～6 瓣，醋 1 杯。

【制配】将大蒜去皮捣烂如泥，加醋 1 杯调匀，每日服 3 次。

【主治】急性肠炎腹泻。

方十：

【组成】醋 100 毫升，鸡蛋 2 个。

【制配】用搪瓷锅盛醋，加入去壳鸡蛋共煮到蛋熟为止，蛋醋同服，若不愈可再服 1～2 次。

【主治】腹胀腹泻。

方十一：

【组成】醋 30 毫升，生姜 15 克，鸡蛋 3 个，盐、葱各适量。

【制配】将鸡蛋打入碗中，加入切碎的生姜、葱、盐搅匀，用油煎成鸡蛋饼时再用醋炙之，当点心吃，连吃数次至症状改善为止。

【主治】脾胃虚寒，久泻不止。

方十二：

【组成】绿茶 10 克，黄连、葛根各 6 克，生干草 3 克。

【制配】将黄连、葛根、生干草洗净，加绿茶，开水浸泡代茶饮用，每天 1 剂，重者酌情加大用量。

【主治】腹泻。

方十三：

【组成】陈醋、大蒜各适量。

【制配】陈醋泡大蒜，食数个。

【主治】风寒腹泻。

方十四：

【组成】茶叶（不论何种茶叶）适量。

【制配】将茶叶用铁锅炒焦后沏成浓茶，温服。

【主治】腹泻。

方十五：

【组成】花生米 500 克，米醋 1000 毫升。

【制配】洗净花生米，放入瓶中倒入米醋，泡 10 天，每日食 30 克花生，每日 2 次。

【主治】腹泻。

方十六：

【组成】醋 250 毫升，鸭蛋 2 个。

【制配】将鸭蛋用醋煮。吃蛋喝醋。

【主治】慢性肠炎。

方十七：

【组成】大蒜 1 个，红砂糖 10 克，白酒 50 毫升。

【制配】前 1 味粗碎，置容器中，添加红砂糖、白酒、文火煎沸，去渣留液。口服。每日 2 次，每次 1 剂。

【主治】感受风邪，恶风自汗，头痛发热，泄泻如水。

方十八：

【组成】茯苓、白术、天花粉、山药、芡实、牛膝各 15 克，白豆蔻 9 克，白酒5升。

【制配】前7味使碎，置容器中，添加白酒，每日振摇1～2次，密封浸泡14日，去渣留液。口服。每日2次，每次15～20毫升。

【主治】急、慢性肠炎，脾胃虚弱，食后腹满，或消化不良，小便不利，大便溏泄，形体消瘦。

方十九：

【组成】地瓜藤500克，烧酒1升。

【制配】前1味捣碎，置容器中，添加烧酒，每日振摇1～2次，密封浸泡7日，去渣留液。口服。每日2次，每次30毫升。

【主治】慢性肠炎，泄泻，痔疮，消化不良，痢疾，黄疸，白带过多。

方二十：

【组成】制附子30克，白酒500毫升。

【制配】附子泡制，捣碎如麻豆大，置容器中，添加白酒，每日振摇1～2次，密封浸泡3～5日，去渣留液。口服。每日2次，每次15～20毫升。

【主治】四肢不温，冷汗淋漓，面色苍白，呕吐冷泻，畏寒怕冷，腹中冷痛，关节冷痛。

方二十一：

【组成】白术500克，茯苓250克，黄酒2．5升。

【制配】前2味粗碎，置容器中，添加黄酒，每日振摇1～2次，密封浸泡10日，去渣留液。空腹口服。每日3次，每次30毫升。

【主治】泄泻，食少腹胀，消化不良，痰饮咳嗽，水肿，小便不利。

方二十二：

【组成】干姜、甘草、大黄各30克，人参、制附子各20克，黄酒1升。

【制配】前5味捣碎，置容器中，添加黄酒，每日振摇1～2次，密封浸泡5日，去渣留液。温饮。每日2次，每次10～20毫升。

【主治】慢性结肠炎，胃溃疡，脾胃虚寒，脘腹冷痛，泄泻，腹部胀满，食欲不振。

方二十三：

【组成】猪胰3具，大枣100克，白酒1．5升。

【制配】前2味粗碎，置容器中，添加白酒，文火煎煮30分钟，去渣留液。口服。每日2次，每次30～50毫升。

【主治】胃虚食少，脾弱便溏，气血津液不足，营卫不和，心悸怔忡；日久咳嗽，肺气上逆10～20年服诸药不效。

便秘

便秘是指大便秘结不通，排便间隔时间长，或间隔虽不长但排便困难等原因的病症。

方一：

【组成】土豆汁、米醋各一杯。

【制配】每天早晨和中午分别喝一杯土豆汁和米醋。

【主治】便秘。

方二：

【组成】茶叶2克，红糖10克。

【制配】开水冲泡茶叶和红糖10分钟，每天饭后温开水饮用1杯。

【主治】便秘。

方三：

【组成】切丝大葱2千克，2头捣成泥的大蒜，米醋适量。

【制配】将大葱、大蒜、醋炒至很热，分2包趁热敷脐上，凉则换热，不可间断，6小时后其结自开。

【主治】阳虚便秘，腹中冷痛，四肢不温，喜热怕冷，腰脊酸冷。

方四：

【组成】茶叶3克，蜂蜜2克。

【制配】每天饭后饮用1杯温水冲泡茶叶、蜂蜜而成的茶。

【主治】便秘，脾胃不和。

方五：

【组成】葱 2 千克，醋适量。

【制配】将葱洗净切丝加醋炒热，分 2 包交替热熨脐部。

【主治】二便不通。

方六：

【组成】大蒜 250 克，50 度左右的白酒 500 毫升。

【制配】先将大蒜用白酒浸泡 1 周，然后每天饮服一小杯，约 25 毫升，每次同时吃下 2～3 个蒜瓣。如此长期治疗，病情可望好转。

【主治】便秘。

方七：

【组成】新鲜鸡蛋 1 个，醋 150～180 毫升，糖或蜂蜜适量。

【制配】把醋、蛋放在大玻璃瓶中密封 48 小时，用筷子将软化的蛋皮挑破，搅匀再密封 24 小时便可服用。分 5～7 日服完，每日 1 次，每次 25～30 毫升，早晨空腹时加 2～3 倍温开水和适量糖蜜冲服，软蛋皮可一次吃下。

【主治】各种便秘。

方八：

【组成】上等茶叶 15 克，黑芝麻、大黄各 60 克。

【制配】将茶叶、黑芝麻、大黄共研成细末。每次取 10 克，以开水冲服。

【主治】便秘。

方九：

【组成】茶叶 6 克，草决明 20 克。

【制配】将茶叶和草决明用沸水冲泡，代茶饮用。

【主治】便秘。

方十：

【组成】茶叶 3 克。

【制配】将茶叶装袋放杯中，以沸水冲泡，凉后加适量蜂蜜，搅拌均匀后代茶饮用。

【主治】便秘。

方十一：

【组成】黄芩、黄柏、大黄各 30 克，厚朴 15 克，甘草 10 克，低度白酒 500 毫升，白砂糖 150 克。

【制配】前 5 味切片，置容器中，添加白酒，每日振摇 1～2 次，密封浸泡 7 日，去渣留液，入白砂糖溶解。空腹口服。每日 2 次，每次 20～30 毫升。

【主治】热结便秘。

方十二：

【组成】大黄、制附子各 30 克，白酒 300 毫升。

【制配】前 2 味切片，置容器中，添加白酒，每日振摇 1～2 次，密封浸泡 5 日，去渣留液。空腹温饮。每日 2 次，每次 20～30 毫升。

【主治】寒性便秘。

方十三：

【组成】白木耳、黑木耳各 20 克，冰糖 40 克，糯米甜酒 1．5 升。

【制配】前 2 味温水泡发，沥干切丝。糯米甜酒用文火煮沸，入双耳丝，煮约 30 分钟，候冷，密封浸泡 1 日，去渣留液，入冰糖混匀。口服。每日 2 次，每次 15～20 毫升。

【主治】体虚气弱，大便燥涩，虚热口渴，食欲不振，腰酸。

方十四：

【组成】生地黄 70 克，生姜 50 克，羊脂 150 克，白蜜 75 克，糯米甜酒 1 升。

【制配】鲜生地黄、鲜生姜榨汁。酒置容器中，文火煮沸，边煮边入羊脂，化尽后再入地黄汁、生姜汁搅匀，煮数十沸后，候冷。白蜜炼熟，乘热倒入酒内搅匀，每日振摇 1～2 次，密封浸泡 3 日，去渣留液。口服。每日 3 次，每次 20

～30 克。

【主治】肠燥便秘，虚劳形瘦，面色萎黄，倦怠乏力，头昏目眩，食欲不振，烦热口渴。

方十五：

【组成】韭菜汁 1 杯，白酒、开水各半杯。

【制配】3 味混匀，文火煎沸，候冷。口服。每日 3 次，每次 1/3 剂。

【主治】习惯性便秘。

便血

便血是指血从大便而下，或在大小便前后，也或单纯下血的病症，常见于胃及十二指肠溃疡、胃肠道炎症、息肉及肿瘤等病。

方一：

【组成】羊血 500 毫升，米醋 250 毫升。

【制配】将羊血煮熟再加醋，每日分 3 次服用。

【主治】消化道出血，便血。

方二：

【组成】茶叶 3 克，柿饼 6 个，冰糖 15 克。

【制配】将柿饼、冰糖炖熟后放些茶叶拌匀食用。

【主治】便血。

方三：

【组成】生地榆、白茅根各 50 克，赤芍 30 克，甘草 15 克，黄酒 500 毫升，白砂糖 250 克。

【制配】前 4 味捣碎，置容器中，添加黄酒，密封，隔水文火煮 1 小时，入白砂糖溶解，再每日振摇 1～2 次，密封浸泡 3 日，去渣留液。空腹口服。每日 2 次，每次 20～30 毫升。

【主治】肠风，便血，尿血。

方四：

【组成】刺五加65克，白酒500毫升。

【制配】前1味切碎，置容器中，添加白酒，每日振摇1～2次，密封浸泡10日，去渣留液。空腹口服。每日2～3次，每次20毫升。

【主治】肠风痔血，跌打损伤，风湿骨痛，咳嗽；容颜憔悴、早衰；腰膝酸软，体倦乏力，食欲不振，失眠多梦。

方五：

【组成】萱草根9克，生姜3克，黄酒50毫升。

【制配】前2味切细，入麻油炒热，添加黄酒，去渣留液。温饮。不拘时候，随量饮用。

【主治】便血。

黄疸

黄疸是以目黄、身黄、小便黄为主要症状的疾病，目（巩膜）黄是确诊为本病的主要依据。此症常见于急性传染性肝炎、溶血性黄疸及钩端螺旋体病。

方一：

【组成】米醋20毫升，细茶0.5克，开水300毫升。

【制配】将米醋同细茶一同浸泡10分钟，分3次服完，每日1剂，连服数日，直至痊愈。

【主治】黄疸，症见面目、身、尿鲜黄，并伴有恶心呕吐。

方二：

【组成】醋、生梨各适量。

【制配】将梨去皮浸醋中常食之，直至痊愈。

【主治】黄疸。

方三：

【组成】绿茶0.5～1克，鲜白茅根50～100克（干品25～50克），鲜车前草150克（干品75克）。

【制配】将白茅根、车前草加水300毫升，煮沸10分钟，加绿茶，分2次服，每日服1剂。

【主治】黄疸。

方四：

【组成】鸡蛋1个，米醋60毫升。

【制配】将带壳鸡蛋烧炭存性，研成细末，用米醋调匀，顿服，每日1次。

【主治】黄疸。

方五：

【组成】黑矾、茶叶各120克，枣肉适量。

【制配】将茶叶、黑矾研成细末与枣肉制成每颗重9克的药丸，每日服1次，每次服3丸。

【主治】周身黄疸。

方六：

【组成】绿茶1～3克，食醋15毫升。

【制配】将绿茶、食醋同置杯中加开水300毫升，浸5分钟，分3次服，每日服1剂。

【主治】黄疸。

方七：

【组成】猪胆一个，白酒适量。

【制配】将胆汁冲入白酒内，空腹温服，若嫌胆苦，可用米粉和胆汁为丸，白酒送下，每日必须服完1胆，连服5日。

【主治】黄疸。

方八：

【组成】丝瓜根5～6根，黄酒适量。

【制配】将丝瓜根洗净捣烂。用水200毫升煎至160毫升。用黄酒冲服。

【主治】黄疸。

方九：

【组成】栀子、茵陈各1束，无灰酒500毫升。

【制配】将栀子、茵陈用无灰酒煎至400毫升。21：00～23：00服用。忌油腻、湿面、豆腐、生冷等物。

【主治】黄疸。

方十：

【组成】绿茶2．5克，醋20毫升。

【制配】将绿茶和醋放在茶杯中，加入开水300毫升，浸泡10分钟即成。

【主治】适用于黄疸。

膨胀

膨胀是以腹部胀大，皮色苍黄，甚至腹皮表筋暴露为特征的病症，见于现代医学的肝硬腹水、腹腔内肿瘤等。

方一：

【组成】米酒7份，黄酒3份，大蒜适量。

【制配】用米酒和黄酒浸泡大蒜并蒸熟，可夏季露1夜，再温服，冬季则趁热服用。

【主治】膨胀。

方二：

【组成】鲤鱼1条，茶叶适量。

【制配】把茶填满鱼腹，水煮20分钟，除去茶渣，吃鱼。

【主治】膨胀。

方三：

【组成】大蒜250克，白干酒或金门高粱酒125毫升。

【制配】将大蒜去皮，泡在酒中，酒没蒜1/3，约浸1年，愈久愈好，早晚空腹各饮1小杯。

【主治】胃癌腹中积块，并可防治其他癌症发生。

噎膈

饮食吞咽受阻或食入即吐为噎膈。多见于西医的食管神经官能症、食管炎、食管癌、贲门癌、贲门痉挛等。

方一：

【组成】大蒜100～400克，醋250毫升，韭菜汁少许。

【制配】用醋煮大蒜，煮熟服食，服后呕出大量黏液可再用半小碗服下韭菜汁。

【主治】食管癌。

方二：

【组成】威灵仙1把，醋、蜂蜜各适量。

【制配】将威灵仙、醋、蜂蜜共煎5分钟取汁服之，吐出宿痰效佳。

【主治】食管癌。

方三：

【组成】马钱子、醋各适量。

【制配】将马钱子研末，调醋敷患处。

【主治】直肠癌。

方四：

【组成】南沙参、丹参各9克，茯苓、砂仁、川贝母各5克，郁金、杵头糠各3克，荷叶蒂2个，黄酒500毫升。

【制配】前8味粗碎，同置容器中，添加黄酒，煮至300毫升，去渣留液。口服。每日2次，每次40～50毫升。

【主治】噎嗝。

方五：

【组成】浙贝母、砂仁、木香、陈皮各6克，白酒500毫升，白砂糖300克。

【制配】前4味切成薄片或捣碎，同置容器中，添加白酒、白砂糖，密封，隔水文火蒸30分钟，候冷，去渣留液。清晨口服。每日1次，每次20～30毫升。

【主治】吞咽时如有物梗塞，食欲不振，脘满。

方六：

【组成】荸荠60克，厚朴、陈皮、白蔻仁、橘红各15克，白砂糖、冰糖、蜂蜜各60克，白酒1.5升。

【制配】前5味粗碎，同置容器中，添加白酒、白砂糖、冰糖、蜂蜜溶解，每日振摇1～2次，密封浸泡14日，去渣留液。口服。每日3次，每次30～50毫升。

【主治】噎嗝轻症，饮食不下，食后呕吐，胸部哽咽不舒。

胃下垂

站立时胃下缘达盆腔，即为胃下垂。此病体瘦肌弱者多见，并多有消化不良症状，相当于中医的胃脘痛、痞气、呃逆等症。

方一：

【组成】生姜、陈皮、大枣各20克，人参100克，白酒1升。

【制配】将生姜洗净切片同陈皮、大枣、人参放入白酒中浸泡3～6个月，每次服5毫升。

【主治】胃下垂。

方二：

【组成】黄鳝鱼2条，大蒜2头。

【制配】将黄鳝鱼加水炖至将熟，加1杯酒，稍炖即成，吃鱼喝汤。

【主治】胃下垂，症属脾胃虚弱，兼见气滞，症见脘腹胀满，消化不良，食欲不振，倦怠、消瘦等。

直肠脱垂

直肠、肛管和乙状结肠下段的黏膜层或余层脱出于肛门之外，即为直肠脱垂，属于中医的脱肛。

方一：

【组成】葱白 3 根，茴香 9 克，烧酒 1 杯。

【制配】首先将葱白、茴香一起煮，煮开后与酒合服。

【主治】脱肛。

肠梗阻

肠梗阻，指肠内容物通过障碍，通俗地讲就是肠道不通畅。这里肠道通常是指小肠（空肠、回肠）和结肠（升结肠、横结肠、降结肠、乙状结肠）。

方一：

【组成】大黄 9 克，槟榔 8 克，使君子、苦楝皮各 15 克，黄酒 500 毫升。

【制配】前 4 味使碎，置容器中，加入白酒，每日振摇 1～2 次，密封浸泡 7 日，去渣留液。空腹温饮。每日 2 次，每次 20～30 毫升。

【主治】蛔虫性肠梗阻。

方二：

【组成】木瓜、牛膝各 50 克，白酒 500 毫升。

【制配】前 2 味粗碎，置容器中，加入白酒，每日振摇 1～2 次，密封浸泡 7 日，去渣留液。口服。每日 2 次，每次 10～15 毫升。

【主治】粘连性肠梗阻。

方三：

【组成】沉香 6 克，蜂蜜、猪脂各 120 克，低度白酒 300 毫升。

【制配】前 3 味粗碎，置容器中，添加白酒，密封浸泡 2 日，去渣留液。空腹温饮。每日 2 次，每次 15～20 毫升。

【主治】将气止痛，补中益气，润肠通便。

方四：

【组成】麦麸 500 克，皂荚 250 克，葱白 10～15 根，生姜 30 克，白酒 150

毫升。

【制配】前 4 味粗碎，置热锅中，文火炒约 15 分钟，再将白酒徐徐兑入混匀，装入布袋。

【主治】肠梗阻。

血尿

血尿是指尿中混有血液甚至血块。西医学称为尿路感染、肾结核、肾炎、泌尿系结石、肿瘤等常见血尿。

方一：

【组成】茶叶 5 克，白茅根 10 克。

【制配】将白茅根、茶叶加水共煮饮之，每日 1 次。

【主治】血尿。

方二：

【组成】食盐少许，甜蓼、白酒各适量。

【制配】先将甜蓼洗净捣泥，拌酒盐，做成饼贴脐上，胶布固定，干则再换，连续用 1 个月。

【主治】急性肾小球肾炎所致血尿。

方三：

【组成】苋菜 250 克，甜酒适量。

【制配】将苋菜捣烂拌甜酒，隔水炖 1 小时，1 次食完。

【主治】血尿。

尿频

尿频是指小便频繁、量多。

方一：

【组成】滑石 35 克，甘草 5 克，绿茶适量。

【制配】将滑石、甘草加350毫升水煮沸10分钟后加入绿茶，分3次服。

【主治】尿频、尿少、尿急。

淋证

小便频数短涩，滴沥刺痛，欲出未尽，小腹拘急，或痛引腰腹即为淋症。此症见于西医的泌尿系感染、结石、肿瘤和前列腺肥大及乳糜尿等病。

方一：

【组成】醋、盐各适量。

【制配】将醋和盐入杯中调匀服用，次数不拘。

【主治】小便急满，欲解而不出，或点滴而出。

方二：

【组成】蚯蚓20～30条，黄酒适量。

【制配】将蚯蚓焙干研末，每次服9克，黄酒白开水各半送服。

【主治】小便淋浊，疼痛异常。

方三：

【组成】白醋250毫升，贯众1．5千克。

【制配】先用醋将贯众洒泼，然后放入木炭烧红的铁锅内烧成灰色粉末，细筛后（未烧成粉者可放回锅内再烧），收入干燥瓶中备用，每日3次，每次2克，白糖水送服。

【主治】尿浊。

泌尿系结石

泌尿系结石包括肾结石、输尿管结石和尿道结石等。因结石对尿道的刺激，可见终末性血尿、疼痛等症状，且常伴有尿频、尿急、尿痛、排尿困难、尿流中断或尿出小结石等，中医称石淋。

方一：

【组成】大蒜5头，白酒500毫升。

【制配】将蒜捣碎，浸泡在白酒中，浸泡 8～10 天，每次半茶匙，每日服 3 次。

【主治】肾结石、尿路结石。

方二：

【组成】米醋 150 毫升。

【制配】每日 3 次分服。

【主治】输尿管结石。

方三：

【组成】石韦 30 克，川木通 6 克，车前子、瞿麦、茯苓各 12 克，滑石、冬葵子、金钱草、海金沙各 30 克，鸡内金 9 克，甘草 6 克，黄酒 1 升。

【制配】鸡内金研末；另 11 味亦研末，并放入容器中，加黄酒以文火煎至 800 毫升，去渣留液，加入鸡内金末搅匀。口服。每日 3 次，每次 1/3 剂。

【主治】砂石淋。

方四：

【组成】金钱草 150 克，延胡素 90 克，鸡内金、郁金、芒硝、滑石各 100 克，胡桃仁 80 克，白酒 1 升。

【制配】将金钱草粗碎放入容器中，加水以文火煎 2 次，取汁。其余 6 味捣碎放入容器中，加白酒，每日振摇 1～2 次，密封浸泡 5～10 日，去渣留液，与金钱草汁混匀。空腹口服。每日 3 次，每次 20～30 毫升。

【主治】泌尿系统结石。

方五：

【组成】金钱草 100 克，海金沙 30 克，黄酒 500 毫升。

【制配】前 2 味使碎，放入容器中，加黄酒，以文火煎至 400 毫升，去渣留液。口服。每日 3 次，每次 1/3 剂。

【主治】砂淋。

方六：

【组成】胡桃仁 220 克，鸡内金、滑石各 10 克，金钱草 250 克，冰糖 120 克，白酒 1 升。

【制配】将胡桃仁、鸡内金入麻油炸酥、研末，与滑石、冰糖同置容器中，加白酒，每日振摇 1～2 次，密封浸泡 3～5 日，去渣留液。口服。每日 2～3 次，每次用金钱草 50 克煎水冲服酒 15～30 毫升。

【主治】泌尿系结石。

泌尿系感染

尿痛、尿急、尿频、血尿等为主要表现的肾、输尿管、膀胱、尿道等部位炎症性疾病称泌尿系感染。

方一：

【组成】茶叶 30 克，海金沙 60 克，生姜、甘草各适量。

【制配】先将菜叶、海金沙共研成细末，然后将生姜和甘草入锅煎汤，汤调药末 10 克顿服。

【主治】急性泌尿系感染，小便不畅。

方二：

【组成】绿茶 1～1．5 克，沙梨 200～250 克。

【制配】先将沙梨洗净切片（连皮），加水 1000 毫升，煮沸后加入绿茶即可，每日 1～2 剂，分 4 次温饮。亦可沙梨洗净榨汁，调茶温饮。

【主治】泌尿系感染发热。

方三：

【组成】茶叶 5 克，竹叶 10 克。

【制配】将茶叶、竹叶用沸水冲泡，每日代茶饮。

【主治】急性尿路感染，小便淋漓、涩痛不畅。

方四：

【组成】盐、醋各适量。

【制配】将盐少许醋适量混合均匀，口服，不拘次数。

【主治】尿路感染，或欲解不出者。

方五：

【组成】通草 3 克，灯芯草 3 克，白茅根 30 克，绿茶 6 克。

【制配】将上面 4 种材料有沸水冲泡。代茶饮。

【主治】适用于尿路感染，小便淋涩不通。

方六：

【组成】鲜车前草 30 克，黄酒 100 毫升。

【制配】将鲜车前草粗碎放入容器中，加黄酒，文火煎煮 30 分钟，去渣留液。口服。每日 2 次，每次 1/2 剂。

【主治】热淋，小腹胀满。

方七：

【组成】生地榆、白茅根各 50 克，川木通、车前子各 30 克，低度白酒 500 毫升。

【制配】将前 4 味切碎放入容器中，加入白酒，隔水文火煮 30 分钟，密封浸泡 2 日，去渣留液。口服。每日 3 次，每次 15～30 毫升。

【主治】热淋，血淋，血尿。

方八：

【组成】茄叶 20～30 克，黄酒 100 毫升。

【制配】前 1 味洗净，熏干，研末。温饮。每日 2 次，每次用温热黄酒冲服药末 10 克。

【主治】血淋疼痛。

方九：

【组成】石南藤 30 克，白酒 500 毫升。

【制配】将石楠藤切碎放入容器中，加入白酒，每日振摇 1～2 次，密封浸泡 10 日，去渣留液。口服。每日 2 次，每次 10 毫升。

【主治】热淋茎中痛。

方十：

【组成】眼子菜 60 克，米酒 20～30 毫升。

【制配】将眼子菜切碎放入容器中，加 450 毫升清水，以文火煎至减半，去渣留液，与米酒混匀。口服。每日 2 次，每次 15～30 毫升。

【主治】热淋。

方十一：

【组成】慈竹叶 6～9 克，白酒 200 毫升。

【制配】将慈竹叶捣碎放入容器中，加白酒，文火煎至减半，去渣留液。口服。每日 2 次，每次 1/2 剂。

【主治】泌尿道感染初起。

方十二：

【组成】腹水草 10～15 克，白酒 20～30 毫升。

【制配】将腹水草切碎放入容器中，加清水 50 毫升，文火煎数沸，再入白酒，文火煎至减半，去渣留液。口服。每日 2 次，每次 1/2 剂。

【主治】淋证，白浊。

肾炎

急性肾炎发病前多有链球菌性上呼吸道感染史，症见水肿、血尿、少尿、血压升高，并伴有恶心呕吐及头痛发热等。

慢性肾炎病程长，发病慢，可无症状，亦可见低热乏力，厌食贫血，尿频腹痛，肾脏损害后可见多尿、夜尿，甚至发生尿毒症。

方一：

【组成】黑鱼 1 条，茶叶 6 克。

【制配】将黑鱼去内脏洗净，把茶叶装鱼腹内，文火煮 1 小时，喝汤吃鱼。

【主治】急性肾小球肾炎水肿及其他原因所致的水肿。

方二：

【组成】鲜车前草150克，绿茶1克，鲜白茅根50～100克。

【制配】将车前草、白茅根洗净加水300毫升，煮沸10分钟后加绿茶，分2次服，每日服1剂。

【主治】急性肾炎。

方三：

【组成】茶叶、车前子各9克，鲜鲫鱼1条。

【制配】把茶叶、车前子装入洗净的鱼腹内，用纸包好，外涂黄泥，文火烧焦去泥，把鱼研成细粉，每次服1汤匙，每日2次，黄酒冲服。

【主治】急慢性肾炎。

方四：

【组成】甘薯250～500克，米醋1杯。

【制配】将甘薯洗净切块，加米醋、水适量，煮熟食之。

【主治】急慢性肾炎之全身水肿。

方五：

【组成】大鲤鱼1条，醋60毫升。

【制配】将鱼加醋煮干后食鱼，每日1次。

【主治】急性肾炎、肾病综合征水肿。

方六：

【组成】茶叶6克，去鳞及内脏的大鲤鱼1条，醋30毫升。

【制配】将鲤鱼和茶叶入锅加水炖熟，空腹吃。

【主治】慢性肾炎，浮肿。

方七：

【组成】茶叶1克，玉米须30克。

【制配】将茶叶和玉米须用沸水冲泡，每日代茶饮。

【主治】肾炎水肿、高血压及一般水肿。

方八：

【组成】鳖肉 500 克，大蒜 60 克，白糖、白酒各适量。

【制配】将洗净的鳖肉同大蒜、白糖和白酒入锅加水炖熟食之。

【主治】慢性肾炎。

方九：

【组成】鱼肚一具，荷包蛋和柳叶茶各适量。

【制配】先把鱼肚在火上焙干，然后碾成细末，分成数份将鱼肚末夹在炸好的荷包蛋（炸得老些）中，趁热吃下，每日 2 次不间断。与此同时，将从柳树上摘下的鲜柳叶泡在水中，每日代茶饮用。

【主治】肾炎。

方十：

【组成】黄芪 20 克，红茶 1 克。

【制配】黄芪加水 500 克，煎 5 分钟，去渣取汁，然后再泡入红茶，每日分三次饮服。

【主治】适用于慢性肾小球肾炎。

水肿

水肿是由于肺、脾、肾功能障碍，导致体内水液潴留，泛滥肌肤，引起头面、眼睑、四肢、腹背甚至全身浮肿的一种病症，重时常伴有胸水、腹水等。此症多见于西医的急慢性肾炎、肾病综合征、充血性心力衰竭、肝硬化及营养障碍等疾病。

方一：

【组成】大鲤鱼 1 条，醋 60 毫升。

【制配】将鲤鱼去鳞及内脏，放醋煮熟后吃鱼，每日 1 次。

【主治】肝硬化腹水、水肿，小便不利。

方二：

【组成】茶叶 6 克，万年青 30 克。

【制配】将茶叶、万年青入锅煎水，代茶饮。

【主治】心脏性水肿。

方三：

【组成】茶叶 10 克，粳米 50 克，白糖适量。

【制配】茶煎浓汁 100 毫升，去渣，入粳米、白糖，加水 400 毫升，煮为粥，每日 2 次温服。

【主治】心脏性水肿。

方四：

【组成】茶叶 2 克，莲子、红糖各 10 克。

【制配】将莲子浸泡后加红糖煮烂，冲茶，天天饮之。

【主治】肾炎水肿。

方五：

【组成】绿茶 1～2 克，茯苓 5～10 克，蜂蜜 25 克。

【制配】将茯苓研成细末加 500 毫升水，边煮边搅，沸后加入茶、蜂蜜，分 2 次服，每日服 1 剂。

【主治】一般性水肿。

方六：

【组成】鲤鱼 1 条，醋适量。

【制配】将鲤鱼焙灰，以醋调匀，敷肿处，以愈为度。

【主治】下肢水肿。

方七：

【组成】茶叶 60 克，鲫鱼 500 克。

【制配】将茶叶纳入宰杀去内脏的鱼腹中，蒸熟食。

【主治】全身水肿。

方八：

【组成】鲜海带120克（干品60克），醋适量。

【制配】用醋煮海带至烂熟，1次食完。

【主治】各种类型的水肿。有胃酸过多及十二指肠溃疡者忌用。

方九：

【组成】桑白皮100克，桑葚250克，糯米5000克，酒曲适量。

【制配】将桑白皮切碎，加10升水，以文火煎至减半，入桑葚同煮至3.5升，去渣留液。糯米加水蒸熟，待温与药汁、酒曲拌匀，密封，至阴凉干燥处常规酿酒，酒熟后去糟留液。口服。每日2～3次，每次30～50毫升。

【主治】肝肾亏虚，水热交阻，水肿，头眩，小便不利。

方十：

【组成】芫花、菟丝子各1000克，白酒5升。

【制配】将前2味捣碎放入容器中，加白酒，每日振摇1～2次，密封浸泡3～5日，去渣留液。口服。每日2次，每次30～50毫升。

【主治】头面遍身皆肿。

方十一：

【组成】桃茎白皮1500克，川木通500克，糯米、酒曲各适量。

【制配】将桃茎白皮粗碎，加清水15升，文火煮至5升，一半药汁浸渍川木通，一半拌入蒸熟的糯米，加酒曲密封，置阴凉干燥处常规酿酒，酒熟后去糟留液。口服。每日3次，每次50毫升。

【主治】水肿，小便不利。

方十二：

【组成】海藻、茯苓、防风、独活、制附子、白术各90克，鬼箭羽、当归各60克，大黄120克，白酒3升。

【制配】前9味捣碎放入容器中，加白酒，每日振摇1～2次，密封浸泡5～7日，去渣留液。空腹口服。每日2次，初服30毫升，若利则立即见谅，为利加至 40～50 毫升。

【主治】气肿，行走无定，或起如蚌，或大如瓯，或著腹背，或著臂脚。

方十三：

【组成】通草 250 克，灯芯草 30 克，秫米、酒曲各适量。

【制配】将前 2 味粗碎置容器中，加清水以文火煎汁，入秫米煮熟，与曲末拌匀、密封，至阴凉干燥处，常规酿酒，酒熟后去糟留液。可随量饮用，不拘时候。

【主治】水肿，淋证。

方十四：

【组成】葫芦、黄酒各适量。

【制配】前 1 味使碎，加黄酒文火煮 1 小时，去渣留液。口服。每日 2 次，每次 15～30 毫升。

【主治】腹大，周身肿。

方十五：

【组成】黑大豆、牛蒡子各 1000 克，白花蛇 25 克，火麻仁 2000 克，五加皮、苍耳子各 250 克，白酒 15 毫升。

【制配】将白花蛇蒸熟，与其他 5 味同捣碎，加白酒，每日振摇 1～2 次，密封浸泡 7 日，去渣留液。空腹温饮，每日 3 次，每次 15～30 毫升，覆被取微汗。

【主治】风肿（风水）。

癃闭

癃闭是由于肾和膀胱气化失司导致的以排尿困难，全日总尿量明显减少，小便点滴而出，甚则闭塞不通为临床特征的一种病症。其中以小便不利，点滴而短少，病势较缓者称为“癃”；以小便闭塞，点滴全无，病热较急者称为“闭”。癃和闭虽有区别，但都是指排尿困难，只是轻重程度上的不同，因此多合称为癃闭。

小便量少，点滴而出，甚至闭塞不通，中医称之为癃闭，西医则称尿潴留或无尿症。

方一：

【组成】食盐、醋各适量。

【制配】将食盐炒热，醋调敷脐中，艾绒搓成黄豆大点燃灸之。

【主治】小便不通。

遗尿

遗尿是指小便失控或夜睡中小便未经支配而自出的一种病症。

方一：

【组成】仙茅、山药各15克，益智仁10克，白酒500毫升。

【制配】将前3味粗碎置容器中，加白酒，每日振摇1次，密封浸泡10日，去渣留液。口服。每日2次，每次10～20毫升。

【主治】遗尿。

方二：

【组成】雄鸡肝60克，肉桂30克，白酒750毫升。

【制配】将前2味粗碎置容器中，加白酒，每日振摇1～2次，密封浸泡7日，去渣留液。每日睡前口服1次，每次10～20毫升。

【主治】遗尿，遗精。

方三：

【组成】吴茱萸30克，肉桂20克，益智仁50克，白酒500毫升。

【制配】将前3味切片放入容器中，加白酒，每日振摇1～2次，密封浸泡7日，去渣留液。口服。每日2～3次，每次15～30分钟。

【主治】遗尿，小便频数。

方四：

【组成】小茴香、桑螵蛸各30克，菟丝子20克，白酒500毫升。

【制配】前3味使碎，置容器中，加白酒，每日振摇1～2次，密封浸泡7日，去渣留液。空腹口服，每日2次，每次10～20毫升。

【主治】遗尿，小腹不温，腰膝酸困。

失眠

入睡难、眠易醒或眠而不甜，时眠时醒甚至彻夜不能入眠，皆属失眠，多见于西医的神经官能症。

方一：

【组成】绿茶15克，枣仁粉12克。

【制配】早8点前用开水冲泡绿茶分2次喝完，8点后忌饮茶水，晚上临睡前冲服枣仁粉。

【主治】失眠。

方二：

【组成】米醋1匙。

【制配】将米醋加入1杯冷开水中，睡前服。

【主治】失眠。

方三：

【组成】合欢皮100克，黄酒500毫升。

【制配】将前1味粗碎置容器中，入黄酒密封，每日振摇1～2次，14日后开封，去渣留液。口服。每日2次，每次15～20毫升。

【主治】失眠。

方四：

【组成】党参、生地黄、茯苓各4.5克，白术、白芍、当归、红曲各3克，川芎1.5克，桂花25克，桂圆肉12克。白酒750毫升，冰糖75克。

【制配】将前10味粗碎置容器中，加入白酒密封，每日振摇1～2次，5日后启封，去渣留液。可随量饮用，不拘时候。

【主治】失眠。

方五：

【组成】枸杞子 45 克，酸枣仁 30 克，五味子 25 克，香橼 20 克，何首乌 18 克，大枣 15 枚，白酒 1 升。

【制配】将前 6 味粗碎置容器中，加入白酒密封，每日振摇 1～2 次，浸泡 7 日启封，去渣留液。睡前口服。每日 1 次，每次 20～30 毫升。

【主治】心烦失眠，神经衰弱。

方六：

【组成】补骨脂 60 克，白酒适量。

【制配】将前 1 味研末，以白酒冲服。口服。每日 1 次，每次 6 克。

【主治】失眠。

方七：

【组成】枸杞子 250 克，熟地黄、黄精各 50 克，百合、远志各 25 克，白酒 5 升，白砂糖 500 克。

【制配】将前 5 味研末置容器中，加入白酒，隔水文火蒸至酒液沸腾，待冷密封，每日振摇 1～2 次，30～40 日启封，去渣留液，加白砂糖溶解。口服。每日 2 次，每次 10～15 毫升。

【主治】失眠多梦。

方八：

【组成】茯苓 60 克、白酒 500 毫升。

【制配】将前 1 味捣碎置容器中，加白酒密封，每日振摇 1～2 次，浸泡 15 日启封，去渣留液。口服。每日 2 次，每次 10～30 毫升。

【主治】健忘失眠。

方九：

【组成】莲子 100 克，白酒 1 升。

【制配】将前 1 味去皮、粗碎，置容器中，加入白酒密封，每日振摇 1～2 次，15 后启封，去渣留液。口服。每日 2 次，每次 20 毫升。

【主治】心悸失眠。

方十：

【组成】梅花5克，合欢花10克，黄酒50毫升。

【制配】将前2味粗碎置容器中，加入黄酒，隔水文火炖沸，候温，去渣留液。晚饭后口服。每日1次，每次1剂。

【主治】失眠，健忘。

方十一：

【组成】黄精50克，何首乌、枸杞子、酸枣仁各25克，白酒500毫升。

【制配】将前4味捣碎置容器中，加入白酒密封，每日振摇1～2次，60日后启封，去渣留液。口服。每日2次，每次25毫升。

【主治】头晕失眠。

方十二：

【组成】熟地黄240克，枸杞子、何首乌、薏苡仁各120克，当归、龙眼肉各90克，沉香末3克，白酒15升。

【制配】将前6味粗碎置容器中，加白酒密封浸泡，每日振摇1～2次，10日后启封，去渣留液，入沉香末搅匀。睡前温饮。每日1次，每次3毫升。

【主治】失眠症，经常性睡眠困难，或睡中易醒，精神不振。

脑血管意外、中风

脑血管意外包括脑梗死、脑栓塞、脑出血和蛛网膜下腔出血，起病急剧，病势多凶猛，病情多危重。病发时常见突然昏倒、不省人事、口眼斜、半身不遂、语言不清，急性期过后，常遗留程度不同的偏瘫、失语等症状，它属中医之中风、偏瘫范围。

方一：

【组成】巴豆50克、食醋适量。

【制配】巴豆研末以其1/3与食醋拌调成厚糊状备用，用时取巴豆糊纳入脐孔中，上加薄姜片，再点燃黄豆大艾炷置姜片上灸之，连续灸至患者苏醒为止。

【主治】中风闭症，突然昏倒，不省人事，口噤不开，手足厥冷，面白唇暗，两手握固或大小便失禁。

方二：

【组成】皂角末 50 克，米醋适量。

【制配】将皂角末和米醋调和成糊，敷脐中和颊车穴上（左歪敷左侧，右歪敷右侧），敷药后令病人侧卧，在穴位药糊上放绿豆大艾炷，点燃灸之，每穴灸 5～10 壮，1 天 1～2 次。

【主治】中风口眼斜。

方三：

【组成】老陈醋 20 毫升，3 年酱汁 250 毫升，人乳汁 250 毫升。

【制配】将陈醋、酱汁、人乳汁和搅，纱布过滤取汁，分 6 次服，1～2 天服完。

【主治】中风不语，舌根涩硬。

方四：

【组成】大蒜 100 克，白酒适量。

【制配】用白酒泡蒜，2 周后服用。

【主治】中风。

方五：

【组成】生姜 60 克，醋 500 毫升。

【制配】将生姜洗净切片同醋入锅共煎洗患肢，每日 1 次。

【主治】中风肢体麻木。

方六：

【组成】鸡蛋壳内软皮、黄酒各适量。

【制配】将软皮研末，黄酒送服，每日 3 次，每次 1 只。

【主治】半身不遂。

方七：

【组成】鸡蛋1个，老陈醋200毫升。

【制配】将鸡蛋擦干净，泡在醋内48小时，待蛋壳软化后调匀，收存备用。每日清早空腹喝1次（喝时添1勺蜂蜜），分5次服完，连服10次为1个疗程。

【主治】脑血管意外、中风半身不遂。

方八：

【组成】穿山甲尾片（炒成珠）60克，精制马钱子6克，熟附片3克，僵蚕3克，醋适量。

【制配】混匀备用。淡醋汤送服，每次3克，每日1次。

【主治】脑血管意外、中风半身不遂。

方九：

【组成】生附子（或盐附子）、醋各少许。

【制配】将生附子研末，用醋调如饼状，敷足心涌泉穴。

【主治】中风昏迷，高热不语，下肢不温。

方十：

【组成】生姜60克，醋120毫升。

【制配】将生姜与醋共煎，每日温热洗患肢。

【主治】适用于中风肢体麻木者。

方十一：

【组成】淫羊藿、巴戟天、鸡血藤各50克，白酒1升。

【制配】将前3味粗碎放入容器中，加入白酒，每日振摇1～2次，密封浸泡20日，去渣留液。口服。每日2次，每次10～15毫升。

【主治】脑卒中瘫痪。

方二十二：

【组成】人参、黄芪、雪莲花、僵蚕、穿山甲、何首乌、红花、乌梢蛇、酸枣仁、当归、牡丹皮、天麻、单身、海风藤、冬虫夏草、川芎、紫河车各等份，白酒适量。

【制配】将前17味粗碎放入容器中，加白酒，每日振摇1～2次，密封浸泡10～15日，隔水文火煮2小时，待冷，去渣留液。口服。每日2次，每次10～15毫升。

【主治】中风。

方二十三：

【组成】制川乌、制草乌、当归、薄荷、淡竹叶、炮姜、陈皮、甘草各30克，食醋200毫升，红砂糖1000克，烧酒5升。

【制配】将前8味碎粉放入容器中，加食醋、烧酒，每日振摇1～2次，密封浸泡7日，隔水文火煮2小时，待冷，去渣留液，入红砂糖溶解。口服。每日1～2次，每次15毫升。

【主治】屈伸不利，半身不遂。

方二十四：

【组成】石南藤、独活各20克，防风15克，茵芋、制川乌、肉桂各9克，制附子10克，牛膝6克，白酒750毫升。

【制配】将前8味捣碎入容器中，加白酒，每日振摇1～2次，密封浸泡7日，去渣留液。口服。每日2次，每次10～15毫升。

【主治】半身不遂，筋脉拘挛。

方二十五：

【组成】牛蒡子、天麻各250克，当归90克，枸杞子2000克，牛蒡根500克，天麻1000克，枳壳、牛膝、秦艽、苍术、羌活、防风、桔梗、蚕沙各60克，白酒15升。

【制配】将前14味粗碎入容器中，加白酒，密封浸泡7日，去渣留液。温饮，每日4次，每次20～30毫升。

【主治】半身不遂，手足拘挛。

方二十六：

【组成】白花蛇25克，全蝎、当归、防风、羌活各4克，独活、白芷、天麻、赤芍、甘草、升麻各18克，米酒1升。

【制配】将前11味粗碎入容器中，加米酒，文火煮沸，待冷，埋入土中7～10日后取出，去渣留液。随量饮用，不拘时候。

【主治】脑卒中手足痿弱，口眼斜，语言不利。

方二十七：

【组成】白花蛇、炙全蝎各30克，赤芍、当归、独活各100克，天麻60克，糯米2500克，酒曲适量。

【制配】将前5味（除白花蛇外）粗碎放入容器中，加水文火煮取汁。糯米蒸熟，待温，入药汁、曲末拌匀，密封，常规酿酒，酒熟后去糟留液。白花蛇去头、尾，密封，文火煮沸3小时，待冷，去渣留液。温饮，每日2次，每次20～30毫升。

【主治】脑卒中偏瘫，口眼斜。

方二十八：

【组成】独活、牛膝、肉桂、防风、制附子各30克，火麻仁、花椒各50克，白酒1．5升。

【制配】将前7味捣细放入容器中，加白酒，每日振摇1～2次，密封浸泡30日，去渣留液。温饮。每日3次，每次10～20毫升。

【主治】脑卒中半身不遂，骨节疼痛。

方二十九：

【组成】丹参、桂枝、制川乌各150克，黑大豆250克，黄酒3升。

【制配】将和大豆文火炒热，乘热入酒中，制成豆淋酒。另将前3味捣碎放入容器中，加白酒、豆淋酒密封，灰火煨热至酒减半，去渣留液。温饮，每日4次，每次10～20毫升。

【主治】脑卒中后半身不遂。

方三十：

【组成】蚕沙120克，黄芪200克，当归50克，白酒600毫升。

【制配】将前3味粗碎，蚕沙炒至半黄，共入容器中，加白酒，每日振摇1～

2次，密封浸泡14日，去渣留液。口服，每日1次，每次15～20毫升。

【主治】脑卒中后遗症，半身不遂，口角流涎。

神经痛

在某些神经分布的区域内反复发作的阵发性短暂性疼痛，即称神经痛，如三叉神经痛、肋间神经痛和坐骨神经痛等都比较常见。三叉神经痛属祖国医学偏头风，肋间神经痛则属中医学肋痛范畴，而坐骨神经痛表现在腰、臀、大腿后、小腿后外侧和足外侧疼痛，属中医痹症、腰膝痛。

方一：

【组成】谷粒50克，醋250毫升。

【制配】将醋煮沸，加入谷粒，再煮10分钟，毛巾纱布浸湿热敷或擦洗患处。

【主治】肋间神经痛。

方二：

【组成】烤烟叶10克，醋250毫升。

【制配】将醋煮沸，然后加入烤烟叶再煮10分钟，用毛巾蘸湿热敷。

【主治】肋间神经痛。

方三：

【组成】醋糟1.5千克。

【制配】将醋糟炒烫，装布袋，热敷患处，睡前敷1～2小时。

【主治】腰腿痛。

方四：

【组成】茶汁200毫升，醋80毫升。

【制配】在茶汁里加入80毫升醋，顿服。

【主治】腰腿痛。

方五：

【组成】生乌头细末250克，醋500毫升。

【制配】将乌头末和醋调成稀糊入砂锅内熬至酱色，摊于布上5毫米厚，贴于痛处，每日换药1次。

【主治】坐骨神经痛。

方六：

【组成】大蒜、醋各适量。

【制配】醋浸大蒜50天每天吃3瓣，并饮醋汁（用水稀释3倍），其效甚佳。

【主治】神经痛。

方七：

【组成】独活、桂枝、地枫皮、五加皮各15克，枫荷梨30克，白马骨、绣花针各15克，牛膝、淫羊藿、石菖蒲、大血藤、甘松、延胡索各9克，全蝎、蜈蚣各3克，50度白酒1．6升。

【制配】将前15味切碎置容器中，加入白酒密封浸泡，每日振摇1～2次，密封浸泡7～10日，去渣留液。口服。每日2次，每次10～15毫升。

【主治】关节炎，坐骨神经痛。

方八：

【组成】黄芪、当归各60克，制川乌、制草乌、红花各15克，伸筋草、地龙、寻骨风各10克，米酒1升。

【制配】将前8味研末置容器中，加入米酒密封浸泡，每日振摇1～2次，30日启封，去渣留液。空腹口服，每日2次，每次10～20毫升。

【主治】坐骨神经痛。

方九：

【组成】狗胫骨500克，当归、大血藤、威灵仙、百步舒、杜仲、延胡索、大枣、茜草各120克，制川乌、制草乌、细辛各15克，三菱、莪术各30克，红花10克，牛膝100克，白酒4升。

【制配】将前1味捣碎，余药切碎，同置容器中，加入白酒密封浸泡，每日振摇1～2次，20～30日启封，去渣留液。空腹口服，每日3次，每次15～30毫升。

【主治】坐骨神经痛。

痹症

痹症是因感受风寒湿热之而邪引起的以肢体、关节疼痛、酸楚、麻木、活动障碍等为主要症状的病症，临床上具有渐进性或反复发作的特点。它相当于西医的风湿性、类风湿性关节炎等。

方一：

【组成】3年陈醋5升、葱白若干。

【制配】将醋入锅煎5沸，切大量葱白煮1沸，滤出，以布染，趁热裹之。

【主治】风寒顽痹。

方二：

【组成】附子、肉桂各适量。

【制配】将附子、肉桂的醋糟外敷。

【主治】风湿性诸疾患。

方三：

【组成】葱、姜各500克，上等醋适量。

【制配】将葱、姜洗净捣烂取汁，加先已烧开的上等醋适量，熬成膏，摊布上，贴患处。

【主治】风寒湿痹。

方四：

【组成】制川乌、制何首乌各60克，制草乌24克，地枫皮、千年健各36克，白酒1升。

【制配】将前5味粗碎置容器中，加白酒密封浸泡，每日振摇1～2次，5～7日后启封，去渣留液。每日2～3次，口服，每次10～15毫升。

【主治】风湿性关节炎，类风湿性关节炎。

方五：

【组成】制川乌、制草乌各20克，细辛15克，川芎、木瓜各30克，羌活10克，80％乙醇500毫升。

【制配】将前6味粗碎置容器中，加入乙醇，隔水加热30分钟，去渣留液。外用。每日1乙醇，隔水加热30分钟，去渣留液。外用，每日1～2次，每次将酒温热，用纱布蘸洗患处30分钟，洗后避风2小时。

【主治】风寒湿侵型类风湿关节炎。

方六：

【组成】蝮蛇、乌梢蛇各4条，眼镜蛇、蕲蛇各1条，赤链蛇50克，白酒5升。

【制配】将五蛇蒸熟置容器中，加白酒密封，每日振摇1～2次，浸泡45日，酒至半时再添酒至足数，去渣留液。口服。每日2次，每次20～25毫升。

【主治】风湿性及类风湿性关节炎。

方七：

【组成】当归120克，土茯苓、威灵仙各90克，生地黄、木防己、红花各60克，木瓜30克，高粱酒1．5升，蝮蛇、眼镜蛇、赤链蛇各500克。

【制配】将前7味捣碎置容器中，加酒密封浸泡21日，去渣留液。另将三蛇分别加酒酿制，21日后沥出，在将三蛇酒与药汁等量混合。口服。每日3次，每次10～15毫升。

【主治】类风湿性关节炎及其他关节炎。

方八：

【组成】全蝎、当归、牛膝各50克，川芎40克，红花45克，白芥子30克，麝香1克，白酒2．5升。

【制配】将前6味切碎混匀，置容器中，加白酒密封浸泡，每日振摇1～2次，30日启封，去渣留液，入麝香末混匀。睡前口服，每日1次，每次30毫升。

【主治】类风湿性关节炎，关节游走性疼痛。

方九：

【组成】全蝎、蜈蚣各9克，乌梢蛇30克，白酒500毫升。

【制配】将前3味捣碎置容器中，加白酒密封浸泡，每日振摇1～2次，14日～30日启封，去渣留液。口服。每日1次，每次20毫升。

【主治】类风湿性关节炎。

方十：

【组成】雷公藤250克，青风藤150克，黄芪80克，制川乌、牛膝、桂枝、海风藤、秦艽各60克，防己、当归各40克，红花30克，甘草20克，冰糖250克，白酒1升。

【制配】将诸药研碎置容器中，加5升水文火煎至1升，去渣留液，入冰糖溶解，待冷加白酒混匀。饭后口服。每日3次，每次20～30毫升。

【主治】类风湿性关节炎（偏寒型）。

方十一：

【组成】雷公藤25克，青风藤150克，生地黄100克，黄精、丹参、秦艽各50克，海风藤、金银花藤、牛膝各60克，白木耳、石斛各40克，冰糖250克，白酒1升。

【制配】将各药研碎置容器中，加5升清水，文火煎至1升，去渣留液，加冰糖溶解，待冷，加白酒混匀。饭后口服。每日3次，每次20～30毫升。

【主治】类风湿性关节炎（偏热型）。

方十二：

【组成】白花蛇25克，蕲蛇、乌梢蛇各30克，蜈蚣5条，防己、防风各30克，全蝎、蜣螂各10克，露蜂房15克，生地黄、羌活、金银花藤、海风藤、金银花根、桑枝、甘草各30克，高粱酒2．5升。

【制配】将前16味捣碎置容器中，加酒密封浸泡，每日振摇1～2次，14日后启封，去渣留液。口服。每日2次，每次10～15毫升。

【主治】类风湿性关节炎。

方二十三：

【组成】雷公藤250克，制川乌、制草乌各60克，当归、肉桂、红花、木瓜、牛膝、羌活、杜仲、地骨皮各20克，白酒500毫升，冰糖250克。

【制配】将前11味切碎置容器中，加2.5升清水以文火煎约1.5小时，去渣留液，加冰糖溶解，入白酒拌匀。饭后口服。每日3次，每次15～20毫升。

【主治】类风湿性关节炎，风湿痹痛，关节疼痛。

腰痛

腰痛是指腰部单侧或双侧疼痛。虚症发病缓慢，病程长，常见腰部痛，腿膝无力，劳则加剧。实证多因居处潮湿或涉水、汗出受风等致风寒湿之邪侵袭经络，常见腰痛身重，转侧不利，卧后起床更甚。

方一：

【组成】羊脊骨1具，白酒少许，大蒜、薤白各适量。

【制配】先将羊骨槌碎煮，和蒜、薤白共食，并饮白酒少许。

【主治】肾虚腰痛。

方二：

【组成】茶水200毫升，醋40毫升。

【制配】将茶和醋调匀顿服，每日3次。

【主治】腰痛。

方三：

【组成】大蒜汁、葱汁、生姜汁、米醋、米粉各适量。

【制配】将大蒜、葱、生姜各汁同米醋和米粉混合，煎熬成膏，涂于布上，贴于痛处。

【主治】腰痛、腿痛、肩周炎。

方四：

【组成】茶叶适量，醋200毫升。

【制配】将茶叶煎取500毫升，加醋200毫升共煎，分2次服。

【主治】腰痛。

方五：

【组成】生鸡蛋 3 个，米醋 500 毫升。

【制配】用砂锅将醋烧开放入带壳鸡蛋，煮 8 分钟取出，睡前食蛋 3 个，日日如此，至愈为止。

【主治】腰痛。

方六：

【组成】杜仲 60 克，白酒 1000 毫升。

【制配】将杜仲切碎，放入白酒浸泡 7 天。

【主治】日服两三次，每次服 10～20 克。

方七：

【组成】醋 300 毫升。

【制配】将醋倒入盆中，加热水半盆，将毛巾浸入热醋液中。

【主治】热敷腰或腿痛处。

腰腿痛

腰腿痛是因起居不慎，感受风湿、湿热，或肾亏体虚，筋脉失养，或跌仆外伤，损伤经脉气血，导致经络气血阻滞不通而发生的以腰腿部位疼痛为主要症状的一种病症。

方一：

【组成】干姜 50 克，苍术 10 克，当归 15 克，白酒适量。

【制配】将干姜、苍术、当归共研细末，再以酒调成糊，敷患处，用装有 2 只 60～100 瓦白炽灯的烤箱烤约 30 分钟，每日 1 次，2 周 1 疗程。

【主治】寒湿性腰腿痛。

方二：

【组成】醋 250～300 毫升。

【制配】热水半盆，加醋，浸透毛巾，热敷小腿肚。

【主治】两腿疼痛。

方三：

【组成】醋 500～1000 毫升，拌小麦麸 1～1．5 千克。

【制配】炒热装袋扎口，趁热敷患处，冷后再炒，每日 2～3 小时。

【主治】风湿性腰腿痛。

方四：

【组成】杜仲 15 克，苍术 10 克，鹿角霜 10 克，白酒 500 毫升。

【制配】将杜仲、苍术、鹿角霜研成粗粉，置容器中，另入白酒，密封七天，去渣即成。日服 2 次，每次 20 克，七天为一疗程。

【主治】风湿性腰痛。

方五：

【组成】白花蛇 1 条，天麻 50 克，秦艽 50 克，羌活 50 克，当归 50 克，防风 50 克，五加皮 50 克，白酒 1500 毫升。

【制配】将上述原料研碎，放入容器中，倒入白酒密封 20 天后去渣，即成，日服两次，每次 10 克。

【主治】风湿性腰腿痛、中风后遗症。

腰肢痛

腰肢痛是一种急性或慢性软组织损伤所引起的局部或下肢疼痛性病症。由于腰部是脊柱运动范围较大的部位，负荷较重，故各种原因都可能使腰肢受伤。腰肢痛在许多疾病和外伤中都可能出现。属中医“痹证”“痛风”“闪腰”“扭挫伤”等范围。

方一：

【组成】老姜、香附末、葱、面粉、水酒各适量。

【制配】将老姜、香附末、葱捣烂为泥，加面粉、水酒调匀。以药泥敷患处。

【主治】腰扭伤。

方二：

【组成】胡桃4个（去壳），乳香、沉香、木香、母丁香、大茴香、干姜、杜仲（去丝）、没药、菟丝子酒制、破故纸酒炒各等份，黄酒适量。

【制配】将上述材料共研成细末，炼蜜为丸，如绿豆大。黄酒送下。

【主治】腰痛。

方三：

【组成】蒜400克，桃仁、豉各250克，好椒30克，烈酒2000毫升。

【制配】将蒜拍碎，桃仁去皮尖炒研，豉炒香后，将此3味药用白布包好放入净器中，用烈酒2000毫升浸之，密封。秋冬7日，春夏3日后开取。初服10毫升，渐增至20毫升，每日随量饮用3～4次，常令有酒气。如酒尽，再添酒15毫升，加好椒30克。

【主治】初感腿脚软弱乏力。

方四：

【组成】醋适量。

【制配】用纱布浸醋热敷患处。

【主治】腰背痛。

方五：

【组成】女贞子250克，低度白酒500毫升。

【制配】将女贞子洗净，放入酒中浸泡3～4周。每次饮1小杯，每日1～2次。

【主治】肾阴虚腰痛，腰腿酸软疼痛，肢体乏力，久立，遇劳则痛增，卧则减轻，心烦失眠，口燥咽干，面色潮红，手足心热，舌红，脉弦细数。

方六：

【组成】小麦麸1～1．5千克，醋500～1000毫升。

【制配】用醋将小麦麸拌和共炒，趁热入布袋内扎口。热敷患处，凉后再炒，每日2～3次。

【主治】风湿性腰腿痛。

方七：

【组成】醋糟 1500 毫升。

【制配】将醋糟炒热（以不烫皮肤为度），装小布袋中，敷患处。睡前敷 1～2 小时。

【主治】腰肢痛。

方八：

【组成】茶叶、醋各适量。

【制配】煎茶 500 毫升，加醋 200 毫升，共煎成汤。分 2 次饮服。

【主治】腰痛难转。

方九：

【组成】黄芪、黄精、熟地黄、党参、杜仲、枸杞子各 8 克，当归 4 克，川芎 3 克，大枣 10 克，何首乌、菟丝子各 5 克，白酒 500 毫升。

【制配】前 11 味研末，加入白酒，每日振摇 1～2 次，密封浸泡 14 日，去渣留液。口服。每日 1 次，每次 20～30 毫升。

【主治】腰腿疼痛。

方十：

【组成】人参、黄芪、茯苓、甘草、当归、川芎、白芍、生地黄、杜仲、牛膝、续断、肉桂、细辛、秦艽、独活、防风各 30 克，白酒 500 毫升。

【制配】前 16 味切碎，加入白酒，每日振摇 1～2 次，密封浸泡 7～14 日，去渣留液。口服。每日 2 次，每次 20～30 毫升。

【主治】腰腿疼痛。

方十一：

【组成】千年健 100 克，白酒 1 升。

【制配】前 1 味粗碎，加入白酒，每日振摇 1～2 次，密封浸泡 7～10 日，去渣留液。口服。每日 2 次，每次 15～20 毫升。

【主治】腰腿疼痛。

方十二：

【组成】杜仲60克，石南叶15克，羌活30克，制附子5克，白酒500毫升。

【制配】前4味粗碎，加入白酒，每日振摇1～2次，密封浸泡7日，去渣留液。口服。每日2次，每次20～30毫升。

【主治】腰腿疼痛。

方十三：

【组成】杜仲、羌活、制附子、萆薢、五加皮、续断、防风各40克，制川乌、地骨皮、肉桂、川芎、秦艽、石斛、桔梗各30克，炮姜、炙甘草、瓜蒌根各20克，花椒15克，细辛25克，白酒2升。

【制配】前19味捣碎，加入白酒，每日振摇1～2次，密封浸泡5～7日，去渣留液。空腹温服。每日3次，每次10～15毫升。

【主治】腰腿疼痛。

方十四：

【组成】制川乌、制草乌、生杜仲、金银花藤、当归、五加皮、海风藤各35克，乌梅2个，白酒1. 5升，冰糖100克，红砂糖100克。

【制配】前8味粗碎，加入清水，文火煎2小时，去渣留液，入冰糖、红砂糖溶解，加白酒混匀。口服。每日2次，每次10～20毫升。

【主治】腰痛日久不愈者。

方十五：

【组成】五加皮50克，当归45克，牛膝75克，高粱米酒1升。

【制配】五加皮去骨，与当归、牛膝文火煎40分钟，去渣留液，兑入酒混匀。温饮。每日2次，每次10～30毫升。

【主治】腰腿疼痛。

方十六：

【组成】巴戟天、牛膝、石斛各18克，羌活、当归、生姜各27克，花椒2克，白酒1升。

【制配】前7味捣细，加入白酒，每日振摇1～2次，密封浸泡30分钟，隔水文火煮1小时，去渣留液。温饮。不拘时候，每次15～20毫升。

【主治】腰腿疼痛。

方十七：

【组成】牛蒡子、茯苓、枸杞子、牛膝各30克，茵芋15克，杜仲、石斛、制附子、炮姜、花椒各20克，黑大豆、火麻仁各120克，白酒1．5升。

【制配】前12味捣碎，加入白酒，每日振摇1～2次，密封浸泡7日，去渣留液。空腹温饮。每日3次，每次10～15毫升。

【主治】腰腿疼痛。

方十八：

【组成】牛膝40克，石斛、杜仲、丹参、生地黄各20克，白酒500毫升。

【制配】前5味捣碎，加入白酒，每日振摇1～2次，密封浸泡7日，去渣留液。口服。每日3次，每次10～15毫升。

【主治】腰腿疼痛。

中暑

夏日酷暑，暴日劳作，暑热内袭，或暑湿伤人，汗出伤阴，骤然高热出汗，神昏嗜睡，甚至躁扰抽搐者中暑。

方一：

【组成】茶叶适量。

【制配】用沸水浸泡茶叶，趁热饮服。

【主治】中暑。

方二：

【组成】绿茶1克，蜂蜜25克，开水300～500毫升。

【制配】用开水浸泡绿茶和蜂蜜 5 分钟后温饮，或煎服，日服 1 剂。

【主治】中暑。

方三：

【组成】茶叶 10 克，食盐 5 克。

【制配】将茶叶和盐放入 1000 毫升开水浸泡，代茶饮。

【主治】夏季头晕。

方四：

【组成】茶叶 9 克，甘菊花 15 克，藿香、生甘草各 10 克。

【制配】将茶叶、甘菊花、藿香、生甘草用开水冲泡，代茶饮。

【主治】中暑及暑毒。

方五：

【组成】茶叶 6 克，藿香、佩兰各 9 克。

【制配】将茶叶、藿香、佩兰用沸水冲泡，代茶饮。

【主治】暑热，吐泻。

方六：

【组成】西瓜汁 100 毫升，陈醋 10 毫升。

【制配】将西瓜汁和陈醋用水煎服。

【主治】中暑。

方七：

【组成】菊花茶、鲜青蒿、鲜佩兰各 5 克。

【制配】将菊花、鲜青蒿、鲜佩兰放入茶具内，倒入开水浸泡，代茶饮服。

【主治】中暑。

方八：

【组成】菊花 10 克，龙井茶 5 克。

【制配】将菊花、龙井茶放入茶杯内，开水冲泡，泡 10 分钟后服。

【主治】中暑。

方九：

【组成】金银花 2 克。

【制配】将金银花放入茶杯内，开水浸泡一会儿，代茶饮服。

【主治】中暑。

方十：

【组成】绿茶 10 克，枇杷叶、鲜竹叶、芦根各 20 克。

【制配】将枇杷叶、鲜竹叶、芦根洗净切粗末，放入砂锅内加 500 毫升水煎煮 15 分钟，稍凉后放入绿茶，浸泡 5 分钟后去渣滤清，趁热放入少许白糖和食盐饮下。

【主治】中暑。

方十一：

【组成】枸杞子 10 克，五味子 3 克，绿茶 5 克。

【制配】将枸杞子、五味子、绿茶用沸水冲泡代茶饮。

【主治】中暑。

方十二：

【组成】金银花、菊花、扁豆花各 10 克，薄荷 6 克。

【制配】将金银花、菊花、扁豆花、薄荷用开水冲泡或水煎代茶饮。

【主治】中暑。

方十三：

【组成】苦瓜 1 个，绿茶适量。

【制配】将苦瓜上端切开，挖去瓜瓤，装入绿茶，挂在通风处阴干；用时取下洗净，连同茶叶切碎，每次 10 克，沸水冲泡，焖 30 分钟。代茶饮。

【主治】中暑。

方十四：

【组成】黑芝麻 200 克，生姜 60 克，生龙脑叶 20 克，黄酒 500 毫升。

【制配】前 1 味煎熟，加生姜、生龙恼叶同炒干，研末，加入黄酒，每日振摇 1～2 次，密封浸泡 7 日，去渣留液。盛夏正午口服。每日 1 次，每次 50～100 毫升。

【主治】中暑。

方十五：

【组成】鲜杨梅 300 克，高粱酒 500 毫升。

【制配】鲜杨梅洗净，加入高粱酒，每日振摇 1～2 次，密封浸泡 30 日，去渣留液。口服。不拘时候，随量饮用。

【主治】中暑。

方十六：

【组成】苹果 250 克，白酒 500 毫升。

【制配】前 1 味去皮、核，切碎，加入白酒，每日振摇 1～2 次，密封浸泡 7 日，去渣留液。口服。不拘时候，随量饮用。

【主治】中暑。

中毒

中毒是指某一物质进入人体后，侵害人体的组织器官，引起功能性和器质性病变，包括食物中毒、药物中毒、煤气中毒及其他各种中毒。

煤气、烟气中毒

方一：

【组成】醋少许。

【制配】呼吸窒塞，饮醋少许。

【主治】烟气中毒。

方二：

【组成】浓茶适量。

【制配】浓茶灌服。

【主治】煤气中毒。

方三：

【组成】浓茶、醋各一碗。

【制配】将醋和浓茶混合分 3 次服下，每 30 分钟 1 次。

【主治】煤气中毒。

方四：

【组成】食醋 50 毫升。

【制配】将 50 毫升食醋加等量开水，缓缓服之。

【主治】煤气中毒。

方五：

【组成】浓茶 1 杯，白糖适量。

【制配】将浓茶和白糖搅匀后饮服。

【主治】香烟中毒，症见头晕、头痛、胸闷、疲劳、多汗、呕吐、失眠。

方六：

【组成】浓茶、石菖蒲各适量。

【制配】将浓茶和石菖蒲混合后大量饮服。

【主治】煤气中毒。

方七：

【组成】乌梅肉 3 克，野菊花 2 克，天冬 1 克，绿茶适量。

【制配】上面 4 种材料一同煮沸，再小火煮半小时，代茶饮。

【主治】适于气体中毒。

食物中毒

方一：

【组成】茶叶适量。

【制配】浓煎，每日服 3～4 次，每次 5～10 毫升。

【主治】中毒性消化不良。

方二：

【组成】醋适量。

【制配】饮醋少许即消。

【主治】食鸡蛋中毒。

方三：

【组成】蒜 6 克，生姜 9 克，食醋 15 毫升，白糖少许。

【制配】将蒜去皮同生姜共捣烂取汁，加入白糖和醋拌匀后口服。

【主治】变质松花蛋中毒，症见恶心呕吐、腹痛腹泻、吞咽困难、复视、呼吸不畅。

方四：

【组成】芦苇根 250 克，黄酒 180 毫升。

【制配】将芦苇根洗净切碎，放入容器，加入黄酒和少许水。前成 60 毫升药酒，去渣。每日一次。

【主治】适用于食鱼蟹中毒。

方五：

【组成】芦苇根 250 克，黄酒 180 毫升。

【制配】前 1 味切碎，加入黄酒和水 60 毫升，煎至 60 毫升，去渣留液。温饮。每日 1 次，每次 1 剂。

【主治】食物中毒。

方六：

【组成】苦参45克，生甘草15克，白酒500毫升。

【制配】前2味粗碎，加入白酒，煎至减半，去渣留液。口服。不拘时候，随量饮用。

【主治】食物中毒。

方七：

【组成】食用盐30克，白酒50毫升。

【制配】盐用布裹，烧赤，入酒和匀。口服。每日1次，每次1剂，令吐恶物。

【主治】食物中毒。

药物中毒

方一：

【组成】绿茶3克，绿豆粉50克，甘草15克。

【制配】将绿豆粉、甘草加水500毫升，煮沸35分钟，加入绿茶即可，分3次温服。

【主治】药物、食物和铅中毒。

方二：

【组成】食醋50～100毫升，或生姜汁10毫升。

【制配】含漱并饮服。

【主治】天南星中毒。

方三：

【组成】生姜汁25毫升，食醋250毫升。

【制配】将生姜和醋共调匀服，口麻可含漱后服下，皮肤中毒者加食醋外涂。

【主治】尖尾芋中毒。

方四：

【组成】浓茶或稀醋、温水、淡盐水各适量。

【制配】大量饮服。

【主治】石蒜、大一枝箭中毒。

方五：

【组成】浓茶 1 碗，白糖适量。

【制配】将浓茶与白糖搅匀服。

【主治】苍耳子中毒。

方六：

【组成】生姜 10 克，明矾 9 克。

【制配】将生姜洗净捣烂与研成细末的明矾共调匀服。

【主治】独角莲中毒。

方七：

【组成】干姜、黄连各等份。

【制配】将干姜和黄连共研成细末，每次服 3 克。

【主治】巴豆中毒。

方八：

【组成】大蒜。

【制配】每天饭后吃两瓣大蒜，连食 1 个月。

【主治】铅、密陀僧中毒。

方九：

【组成】葱白适量。

【制配】将葱白洗净切碎水煎取浓汁饮之。

【主治】金银中毒。

方十：

【组成】牛奶1杯，浓茶半杯。

【制配】将牛奶与浓茶混合搅匀对服。

【主治】水银中毒。

其他中毒

方一：

【组成】米醋适量。

【制配】将米醋慢慢灌下。

【主治】肥皂中毒。

方二：

【组成】食盐适量。

【制配】用食盐水洗涂。

【主治】皮肤接触中毒。

中恶

中恶是指触冒不正之气，或骤见异物惊恐，突然面色发青，手足逆冷，头目昏晕或错言乱语甚至口噤昏厥等症，见于现代医学之休克、晕厥、虚脱等病症。

方一：

【组成】生姜汁、黄酒各适量。

【制配】将生姜汁和黄酒煎沸后待温服下，点燃艾条悬灸丹田、百会、气海穴。

【主治】中恶。

方二：

【组成】葱白1把，黄酒适量。

【制配】将葱白洗净捣烂同黄酒一起炒热，装布袋中包严扎牢，趁热熨脐窝，冷后再炒再熨，直至病人苏醒为止。

【主治】房事后晕厥。

虚劳

虚劳是指脏腑元气亏损、精血不足所致多种慢性衰弱病症，中医称虚劳，多见于西医慢性进行性消耗性以及功能减退的一类疾病。

方一：

【组成】麻雀5只，葱白3根，小米50克，酒1小杯。

【制配】将麻雀去毛除内脏炒熟，入酒煮少时，加水1.5碗，下米煮粥欲熟加葱白，调味后空腹食之。

【主治】虚劳阳虚。

方二：

【组成】陈醋250毫升，大枣120克。

【制配】用陈醋煮大枣至醋干，分2～3次将枣吃完。

【主治】气虚血淤久治不愈的脱肛症。

方三：

【组成】猪油、生姜各30克，黄酒60毫升。

【制配】先煎姜取浓汁，加黄酒、猪油，文火煎沸约1小碗，分3次服。

【主治】体虚，气血不足，皮毛枯燥。

方四：

【组成】绿茶1克，浮小麦200克，大枣30克，莲子25克，生甘草10克。

【制配】将浮小麦、大枣、莲子、生甘草加水1500毫升，先煎至麦熟再加绿茶即可，每次服100毫升，口服3～4次，可复煎服。

【主治】脾胃虚弱，纳呆，便溏。

方五：

【组成】葱根、豆豉、米酒各适量。

【制配】将葱根洗净同豆豉和米醋入锅煮汤，温服。

【主治】虚劳烦热。

方六：

【组成】糯米酒、鸡肉、红枣（去核）、生姜各适量。

【制配】将生姜洗净切片同糯米酒、鸡肉、红枣共蒸至鸡肉熟烂后食用。

【主治】产后虚弱或病后体弱。

方七：

【组成】去皮大蒜200克，白酒60毫升，冰糖200克。

【制配】先蒸大蒜，然后加入白酒、冰糖，30天后饮，每次取5毫升，加浓缩果汁适量，再加凉开水，每日饮1～2次。

【主治】虚劳。

神经衰弱

神经衰弱是指大脑由于长期的情绪紧张和精神压力，从而产生精神活动能力的减弱，其主要特征是精神易兴奋和脑力易疲劳，睡眠障碍，记忆力减退，头痛等，伴有各种躯体不适等症状，病程迁延，症状时轻时重，病情波动常与社会心理因素有关。

方一：

【组成】手掌参、党参各15克，黄精30克，白酒500毫升。

【制配】将前3味粗碎置容器中，加入白酒密封浸泡，每日振摇1～2次，30日启封，去渣留液。口服。每日2次，每次10～20毫升。

【主治】神经衰弱。

方二：

【组成】天麻3克，人参15克，三七10克，杜仲20克，白酒1升。

【制配】将前4味研末置容器中，加白酒密封浸泡，每日振摇1～2次，7日启封，去渣留液。口服。每日1～2次，每次10～15毫升。

【主治】神经衰弱，神倦乏力。

方三：

【组成】人参果50克，白酒500毫升。

【制配】将前1味粗碎置容器中，加白酒密封浸泡，每日振摇1～2次，10～15日启封，去渣留液。口服。每日2次，每次10～20毫升。

【主治】神经衰弱。

方四：

【组成】巴戟天、淫羊藿各100克，白酒600毫升。

【制配】将前2味切碎置容器中，加白酒密封浸泡，每日振摇1～2次，7日启封，去渣留液。口服。每日2次，每次10～15毫升。

【主治】神经衰弱，末梢神经炎。

贫血

贫血是指血液中红细胞量减少，血红素不足。常见的有缺铁性贫血、溶血性贫血和再生障碍性贫血等多种贫血病症。

方一：

【组成】绿茶1克，桂圆肉20克。

【制配】先将桂圆肉加盖蒸1小时备用。用时按上方组成加开水400毫升冲泡，分3次温服，每1～2日1剂。

【主治】贫血。

方二：

【组成】白糖60克，茶叶5克，红枣10枚。

【制配】将茶叶泡开取汁，大枣加白糖10克、加适量水煮至枣烂，倒入茶汁拌匀食用。

【主治】贫血。

方三：

【组成】绿茶适量。

【制配】冲泡茶水，不拘量常饮。

【主治】贫血。

方四：

【组成】茶叶 5 克，丹参、黄精各 10 克。

【制配】将茶叶、丹参、黄精研粗末，沸水冲泡，焖 10 分钟后饮用，每日 1 剂。

【主治】贫血和白细胞减少。

方五：

【组成】绿茶 3 克，白术 15 克，甘草 6 克。

【制配】将白术、甘草加水 600 毫升，煮沸 10 分钟后加绿茶，分 3 次温服，再泡再服，每日 1 剂。

【主治】白细胞减少。

方六：

【组成】新鲜猪血 200 克，米醋 15～20 毫升。

【制配】先将猪血加清水煮熟，稍凉后加入米醋即可，每日空腹服一次。

【主治】贫血。

方七：

【组成】桂圆、何首乌、鸡血藤各 150 克，白酒 1500 毫升。

【制配】将鸡血藤和何首乌切小块，与桂圆、白酒一同置容器中密封，十天后过滤即成。日服两次，每次 20 克。

【主治】适用于贫血和神经衰弱。

方八：

【组成】山药 500 克，葡萄干 250 克，白酒 3 升。

【制配】将前 2 味粗碎放入容器中，加白酒，每日振摇 1～2 次，密封浸泡 30 日，去渣留液。口服。每日 2 次，每次 10～20 毫升。

【主治】贫血。

方九：

【组成】龙眼肉250克，大枣、熟地黄、生地黄各50克，黄酒1升。

【制配】将前4味粗碎放入容器中，加黄酒，文火煮沸3～5分钟，待冷，每日振摇振摇1～2次，密封浸泡60日，去渣留液。口服。每日3次，每次10～20毫升。

【主治】贫血，低血压，血虚，头晕。

方十：

【组成】李子400克，蜂蜜750克，白酒1．8升。

【制配】将李子粗碎放入容器中，加入白酒，每日振摇1～2次，密封浸泡30日，去渣留液，入蜂蜜溶解。口服。每日2次，每次15～20毫升。

【主治】贫血，便秘。

方十一：

【组成】桑葚5000克，蜂蜜250克，粳米3000克，酒曲适量。

【制配】桑葚捣汁；粳米煮至半熟后沥干。二者拌匀蒸熟，待温后入曲末。蜂蜜拌匀，密封，至阴凉干燥处，常规酿酒，酒熟去糟留液，加凉开水500毫升。口服。每日2次，每次15～20毫升。

【主治】贫血。

糖尿病

糖尿病是一组以高血糖为特征的代谢性疾病。高血糖则是由于胰岛素分泌缺陷或其生物作用受损，或两者兼有引起。糖尿病是长期存在的高血糖，导致各种组织，特别是眼、肾、心脏、血管、神经的慢性损害、功能障碍。

方一：

【组成】绿茶、鲫鱼各100克。

【制配】将鲫鱼去鳃、内脏，留下鱼鳞，腹内装满绿茶，放盘中，上蒸锅清蒸熟透即可。每日1次，淡食鱼肉。

【主治】糖尿病。

方二：

【组成】蓝茶。

【制配】一次沏 4～8 克，每天早晚喝一杯。

【主治】糖尿病。

方三：

【组成】蒜末、米醋各适量。

【制配】用温水将海带洗净，再用凉水发泡，等黏液泡掉后，放进开水里焯一下，捞起来放点蒜末、米醋、麻油等即可食用。

【主治】糖尿病，高血糖。

方四：

【组成】鸡蛋 5 个，醋 400 毫升。

【制配】将鸡蛋打碎，加醋 150 毫升，搅拌后放置 36 小时，再把剩下的醋倒入搅匀。每天早晚各服 15 毫升。

【主治】糖尿病。

方五：

【组成】黄豆 100 克，醋 110 毫升。

【制配】将黄豆洗净晾干，然后浸入醋中，8 天后即可服用。每次 30 粒，每日 3～6 次。

【主治】糖尿病。

方六：

【组成】凤眼草 100 克，黄酒 1 升。

【制配】将前 1 味研末置容器中，加入黄酒密封浸泡，每日振摇 1～2 次，10 日启封，去渣留液。口服。每日 2 次，每次 15～20 毫升。

【主治】糖尿病。

方七：

【组成】石斛、川芎各 30 克，麦冬 24 克，生地黄、玄参各 50 克，山药、黄芪各60克，苍术、葛根各20克，知母、黄柏各15克，低度白酒1．5升。

【制配】将前11味捣碎置容器中，加入白酒密封浸泡，每日振摇1～2次，5～7日启封，去渣留液。

【主治】燥热伤阴型糖尿病。

方八：

【组成】黄芪、生地黄、丹参、玄参各30克，葛根、苍术各15克，山茱萸、天花粉各20克，低度白酒600毫升。

【制配】将前8味捣碎置容器中，加白酒密封浸泡，每日振摇1～2次，7日后启封，去渣留液。口服。每日3次，每次15～30毫升。

【主治】气阴两虚型糖尿病。

方九：

【组成】枸杞子1500克，山药500克，生地黄300克，麦冬、黄精各200克，糯米2000克，酒曲300克。

【制配】将前5味研末置容器中，加3升水文火煮数百沸，待冷去渣留液。入蒸熟的糯米，待温，入酒曲末拌匀，密封，常规酿酒，酒熟后去糟留液。

【主治】糖尿病。

方十：

【组成】蚕蛹30克，米酒200毫升。

【制配】将蚕蛹烘干置容器中，加水400毫升及米酒，文火煮取200毫升，去渣留液。口服。每日2次，每次1/2剂。

【主治】糖尿病。

癌症疼痛

癌症疼痛系指肿瘤压迫、侵犯有关组织神经所产生的疼痛，为癌症临床常见症状之一。在癌症早期，由于瘤体尚小，一般无转移，因而癌症疼痛的发生率较低；晚期，病灶较大，不断向附近的组织器官进行浸润性生长，且往往有骨髓等远道转移。因此，癌症疼痛的发生率大大提高。

方一：

【组成】硼砂10克，白矾15克，冰片45克，95%乙醇500毫升。

【制配】冰片粗碎，加入乙醇，搅至冰片溶解，再投硼砂、白矾溶解，去渣留液。外用。在癌瘤引起之疼痛处擦用，次数视病情而定。

【主治】癌症疼痛。

方二：

【组成】水红花子20克，木香1.5克，阿魏、急性子、大黄各15克，甘遂9克，巴豆10粒，白酒500毫升。

【制配】前7味捣碎，与白酒同纳猪膀胱内，扎口，每日振摇1～2次，密封浸泡7日。外用。敷痛处，痛止停药。

【主治】癌症疼痛。

方三：

【组成】黄药子300克，虻虫、全蝎、蜈蚣各30克，白酒（60度）1.5升。

【制配】前4味粗碎，加入白酒密封，埋入地下7～10日后取出，静置1日，去渣留液。口服。每日3次，每次20～30毫升。

【主治】癌症疼痛。

方四：

【组成】麝香0.2克，冰片50克，白酒400毫升。

【制配】前2味置容器中，加入白酒搅匀，每日振摇1～2次，密封浸泡7日，去渣留液。外用。用棉签蘸本酒擦疼痛明显处或痛处周围穴位。

【主治】癌症疼痛。

方五：

【组成】麝香9克，夜明砂60克，牛黄3克，白酒150毫升。

【制配】前3味粗碎，加入白酒，每日振摇1～2次，密封浸泡7日，去渣留液。口服。不拘时候，随量饮用。

【主治】癌症疼痛。

第三篇　外科病良方

外科疾病分为五大类：创伤，感染，肿瘤，畸形和功能障碍。这些疾病往往需要以手术或手法处理作为主要手段来治疗。而祖国医学就是可以通过简单的中草药还有一些小食物让可能需要手术治疗的疾病好转。本章就要为大家介绍一些简便易行的治病方法。

疖肿

方一：

【组成】鲜鲫鱼200～250克，绿茶20～25克。

【制配】将鲫鱼去鳞、鳃、内脏后，再在鱼腹内装入绿茶，置碗入锅，清蒸至鱼熟。不加盐食之。

【主治】糖尿患者患疖者。

方二：

【组成】蟾酥、乳香、朱砂、醋各适量。

【制配】蟾酥与乳香、朱砂制成蟾酥丸。将丸研细以醋调敷患处。

【主治】疖。

方三：

【组成】五倍子10克，蜡、醋各适量。

【制配】将五倍子焙干，研末，以蜡、醋调匀。涂患处四周。

【主治】疖。

方四：

【组成】大黄、天花粉各5克，黄柏、七叶一枝花、苍术、桃仁各4克，黄芩、栀子、甘草、防风、白芷、天南星、陈皮、厚朴、樟脑、赤芍、牡丹皮、姜黄各 3 克，乳香、没药、薄荷各 2 克，醋适量。

【制配】将上述材料共研细末。食醋调敷，每日 2～3 次。

【主治】疖。

方五：

【组成】蟒蛇油、黄醋各适量。

【制配】将蛇油入铜锅内熬热，将黄醋加入搅匀。油纸摊膏，贴患处 10 余日。

【主治】疖。

方六：

【组成】大蒜 20 克、醋 20 毫升。

【制配】将大蒜捣烂，取汁 20 毫升与等量醋同置锅内，文火煎成膏状外敷患处，每日换药 1 次。

【主治】疖肿。

方七：

【组成】陈小麦、米醋各适量。

【制配】陈小麦浸泡水磨，取淀粉，将淀粉炒焦研成细粉，以醋调成糊，涂于患部。

【主治】治多发性疖，疖肿初起未溃。

方八：

【组成】芙蓉叶粉、醋、蜂蜜各等份。

【制配】将芙蓉叶粉同醋和蜂蜜共调成膏状，外敷，每日换 2 次。

【主治】疖肿及脓头痱子。

方九：

【组成】小麦 1 千克，醋适量。

【制配】将小麦用水浸泡 3 天，捣烂取沉淀物晒干，用文火炒焦研粉，用醋调成糊状，敷患处，每日 2 次。未溃者敷患处，已溃者敷患处四周。

【主治】疖肿、丹毒、疔疮和痈疽。

痈

方一：

【组成】生附子、米醋各适量。

【制配】将生附子用米醋磨汁，调匀，敷于患处四周。

【主治】痈疽初起。

方二：

【组成】10％大蒜浸酒，0.25％普鲁卡因溶液各适量。

【制配】伤口切开或扩创后，用10％大蒜浸酒（2/3）加入0.25％普鲁卡因溶液（1/3）冲洗脓腔，蒜液纱条充填，次日换敷料。

【主治】化脓性软组织感染。

方三：

【组成】全株大葱、醋各适量。

【制配】将大葱洗净捣烂，以醋调和，炒热敷患处。

【主治】痈疮肿痛。

方四：

【组成】大蒜125克，硭硝60克，大黄末30克，醋60毫升。

【制配】将大蒜去皮与硭硝共捣成糊状。先用凡士林涂患处，再敷以蒜糊3毫米，纱布包扎固定。1小时后去掉敷药，用温水洗净，再敷以醋调大黄末，6～8小时去药。一般1～2次即愈，必要时可再敷1次。

【主治】痈疽和深部脓肿。

方五：

【组成】醋、麻雀粪各适量。

【制配】将醋和麻雀粪混合后敷于痈疽之上，即可溃破。

【主治】痈疽不溃。

方六：

【组成】葱白 30 克，米粉 120 克。

【制配】将葱白洗净切细，与米粉同炒成黑色，共捣为细末，用量视需要而定，每次用时，以醋调和后摊纸上，贴患处，24 小时换 1 次，以痈消为度。

【主治】痈疖硬肿，无头，不变色。

方七：

【组成】大黄末 25 克，鸡蛋清、醋各适量。

【制配】以鸡蛋清调大黄末和匀，再用醋调，敷患处。

【主治】痈肿。

方八：

【组成】蛇蜕、醋各适量。

【制配】将蛇蜕烧存性研面，醋调涂痈上，干即愈。

【主治】痈肿。

方九：

【组成】鹅蛋 1 个，醋适量。

【制配】将鹅蛋壳烧存性研细末，醋调敷患处。

【主治】痈肿。

疔疮

方一：

【组成】米醋 250 毫升，乳香末、没药末各 6 克，淀粉 60 克，厚牛皮纸适量。

【制配】先将米醋放于砂锅内煮沸，再将乳香、没药放入，搅匀，随搅随下淀粉，待成糊状后便倒在牛皮纸上涂抹，面积要大于患部，待药糊稍凉时趁温敷患部，然后用纱布包扎固定。

【主治】疔、痈、丹毒、蜂窝组织炎等急性外科炎症。

方二：

【组成】食醋 40 毫升。

【制配】将醋放杯中炖热，将患指浸在醋中 10 分钟左右取出，每日浸泡数次。

【主治】蛇头疔初起。

方三：

【组成】蒜、醋各适量。

【制配】蒜捣成糊状，纱布包之拧汁，加等量醋，置锅中小火煎成膏状敷患处，每日换 1 次，5～7 日为 1 疗程。疔疮化脓与否都可以用。

【主治】疔疮。

瘿

方一：

【组成】黄药子、海藻各 1200 克，浙贝母 900 克，白酒 7.5 升。

【制配】将前 3 味研末置容器中，加白酒，隔水文火煮沸，再密封浸泡 10 日，去渣留液。口服。每日 3 次，每次 10～15 毫升。

【主治】瘿。

方二：

【组成】急性子 50 克，白酒 500 毫升。

【制配】将前 1 味粗碎置容器中，加白酒密封浸泡，每日振摇 1～2 次，3 日启封，去渣留液。口服。每日 3 次，每次 10～15 毫升。

【主治】瘿瘤，噎食不下。

方三：

【组成】柳根、糯米各 750 克，细曲 50 克。

【制配】将前 1 味粗碎置容器中，加 3 升清水文火煮至减半，入熟糯米、细曲拌匀密封，至阴凉干燥处，常规酿酒，酒熟后去糟留液。空腹温饮，每日 3 次，每次 10～15 毫升。

【主治】瘿瘤。

方四：

【组成】海藻、昆布各500克，白酒2.5升。

【制配】将前2味粗碎置容器中，加白酒密封浸泡，每日振摇1～2次，7日启封，去渣留液。口服。不拘时候，随量饮用。

【主治】瘿瘤。

方五：

【组成】海藻15克，昆布10克，沉香、制雄黄各3克，白酒500毫升。

【制配】将前4味粗碎置容器中，加入白酒密封浸泡，每日振摇1～2次，10日启封，去渣留液。饭后温饮。每日2次，每次10～20毫升。

【主治】瘿瘤。

方六：

【组成】紫菜100克，黄药子50克，60度高粱酒50毫升。

【制配】将前2味粗碎置容器中，加酒密封浸泡，每日振摇1～2次，10日启封，去渣留液。口服。每日2次，每次15～20毫升。

【主治】瘿瘤。

血栓闭塞性脉管炎

方一：

【组成】土蜂房、醋各适量。

【制配】用土蜂房煅研细末，以醋调搽，可迅速痊愈。

【主治】脱疽。

方二：

【组成】蜈蚣4条，全蝎3克，鹿茸、大蒜各5克，白酒100毫升。

【制配】将鹿茸、蜈蚣、全蝎和大蒜放入白酒中，至少浸泡15日后饮用，每次热饮一盅（约40毫升），15天为1疗程。

【主治】疼痛较剧烈的血栓闭塞性脉管炎。

方三：

【组成】绿茶 2 克，赤芍 15 克，甘草 5 克。

【制配】将赤芍和甘草加水 1 升，煮沸 15 分钟，加入绿茶，分 5 次温服。

【主治】脉管炎。

方四：

【组成】制狼毒 120 克，制马钱子、木鳖子、白芥子、五灵脂、制天南星、制草乌、制川乌、穿山甲、猪牙皂各 30 克，大戟、甘遂、肉桂、麻黄、干姜各 15 克，白酒 1 升。

【制配】将前 15 味捣碎，加白酒，密封浸泡，每日振摇 1～2 次，7 日启封，去渣留液。外用。每日 1 次。

【主治】脉管炎。

方五：

【组成】爬山猴 350 克，白酒 1 升。

【制配】将前 1 味粗碎，加白酒密封浸泡，每日振摇 1～2 次，7 日启封，去渣留液。口服。每日 3 次，每次 10～15 毫升。

【主治】虚寒型脉管炎。

方六：

【组成】丹参、红花各 60 克，制附子 45 克，细辛 15 克，土鳖虫、川芎、苏木各 30 克，大枣 20 枚，白酒 1.5 升。

【制配】将前 8 味粗碎，加白酒密封浸泡，每日振摇 1～2 次，15 日启封，去渣留液。口服。每日 2 次，每次 20～30 毫升。

【主治】血栓闭塞性脉管炎。

方七：

【组成】重楼、当归尾、桑寄生、走马胎、威灵仙各 30 克，桂枝、红花、桃仁、牛膝、皂角刺各 15 克，三花酒 3 升。

【制配】将前14味捣碎，加酒密封浸泡，每日振摇1～2次，21日启封，去渣留液。口服。每日4～6次，每次20～30毫升。药渣可外敷患处。

【主治】血栓闭塞性脉管炎。

方八：

【组成】当归尾30克，吴茱萸、桃仁、皂角刺、红花各15克，炮姜10克，白酒1.5毫升。

【制配】将前6味捣碎，加白酒密封浸泡，每日振摇1～2次，7日启封，去渣留液。口服。每日2～3次，每次10～20毫升。药渣可敷患处。

【主治】血栓闭塞性脉管炎（阴寒型或气滞血瘀型）。

丹毒

方一：

【组成】醋、荞麦面各适量。

【制配】将醋和荞麦面共调，敷患处，早晚更换1次。

【主治】小儿丹毒、火疖子。

方二：

【组成】醋、大黄末（麦粉）各适量。

【制配】以醋调大黄末涂之，或以醋调麦粉糊，涂敷患处。

【主治】无名肿毒。

方三：

【组成】黑醋3000毫升，蜜糖600克，五倍子粉1.54克。

【制配】用砂锅将黑醋、蜜糖煮沸，然后加入五倍子粉搅熬成膏，收瓶备用，用时取膏敷患处。

【主治】丹毒。

臁疮

方一：

【组成】鸡蛋 7 个，米醋适量。

【制配】醋泡鸡蛋 7 昼夜，倒掉醋用鸡蛋擦涂患处，每日 3 次，以愈为度。

【主治】臁疮。

方二：

【组成】绿豆、醋各适量。

【制配】将绿豆用文火炒黑，研为细末，用适量醋调匀敷患处，每 3 天换药 1 次，现调现敷。

【主治】臁疮。

方三：

【组成】陈久鳖甲、老醋各适量。

【制配】将鳖甲煅枯，研成细末，用老醋调匀敷患处，再以稻草烧火外烘，候毒水流尽，其药即凝于疮上，待其自行脱落，1 次即愈。

【主治】臁疮久不愈合。

痔疮

方一：

【组成】蒸馏水、食醋各 500 毫升。

【制配】二者混匀，装瓶封口，高压灭菌 30 分钟。患者侧卧位灌汤 20～30 毫升，徐徐注入肠腔，后静卧 10 分钟，每日 1 次，连用 2～3 次，出血便止。

【主治】痔疮出血。

方二：

【组成】赤小豆 500 克，醋、酒各适量。

【制配】先洗净赤小豆，用醋煮熟晾干，再用白酒浸至酒尽为止，晾干研末，以白酒送服，每次 5 克，每日服 3 次。

【主治】内痔出血。

方三：

【组成】羊血 250 克，米醋 300 毫升，盐少许。

【制配】待羊血凝固后用开水烫一下，将血污水倒出，切成小方块，用米醋煮熟，加适量细盐调味，只吃羊血，不饮醋汤。

【主治】内痔出血。

方三：

【组成】香菜、醋、香菜子各适量。

【制配】用香菜煮汤熏洗，同时用醋煮香菜子，将布浸湿，趁湿热覆盖患部。

【主治】痔疮肿痛、肛门脱垂。

方四：

【组成】生马钱子数枚，醋适量。

【制配】将马钱子和醋同置于瓦片上磨汁，涂患处，每日 1～3 次。

【主治】外痔。

方五：

【组成】地瓜藤 250 克，白酒 500 毫升。

【制配】将地瓜藤切碎，放入容器，倒入白酒密封，浸泡 7 日即成。每日服 2 次，每次 30 克。

【主治】痔疮。

方六：

【组成】嫩竹 120 克，白酒 1000 毫升。

【制配】将嫩竹剪碎，放入容器，倒入白酒，密封 12 天即成，中间最好搅拌两次。

【主治】便秘，痔疮。

方七：

【组成】穿山甲 30 克，人指甲 5 克，三花酒适量。

【制配】将前 2 味粗碎、研为末。口服。每日 2 次，每次取 1～1.5 克药末，用 10～15 毫升酒送服。

【主治】内痔。

方八：

【组成】大茄子 1 枚，黄酒 750 毫升。

【制配】将前 1 味用锡纸包裹煨熟，加黄酒密封浸泡，每日振摇 1～2 次，3 日启封，去渣留液。空腹温饮。每日 3 次，随量饮用。

【主治】久痔便血。

方九：

【组成】生地黄榆 30 克，蒲公英 20 克，土茯苓、生大黄各 15 克，黄酒 300 毫升。

【制配】将前 4 味粗碎置容器中，加清水 450 毫升，文火煎至 150 毫升，再加酒煮沸，去渣留液。口服。每日 3 次，每次 15～20 毫升。

【主治】痔疮肿痛便血。

瘰疬

方一：

【组成】大蒜 50 克，陈醋 100 毫升，海带 250 克。

【制配】将大蒜去皮，同陈醋和海带煮汤服食，隔日 1 次，可常服食。

【主治】结节型颈淋巴结核。

方二：

【组成】五倍子 15 克，蜂蜜 50 克，陈醋 10 毫升。

【制配】将五倍子、蜂蜜同入锅内，以炭火焙干为细末，以陈醋调敷患处。

【主治】瘰疬。

方三：

【组成】陈醋500毫升，花椒10克，猪苦胆汁适量。

【制配】将胆汁、陈醋共熬如膏状，先用花椒煮水洗净患处，再将药膏抹于纱布敷患处，每日换1次。

【主治】瘰疬。

方四：

【组成】海带250克，醋100毫升。

【制配】将海带和醋入锅煮汤食，隔日1次，常食。

【主治】瘰疬。

方五：

【组成】鲜刀豆壳30克，鸭蛋1个，白酒100毫升。

【制配】将前1味粗碎置容器中，加鸭蛋、白酒、清水煮至蛋熟。每日口服1次，每次1剂，吃蛋喝汤。

【主治】瘰疬。

方六：

【组成】鲜仙人掌250克，羌活、杏仁各30克，白酒1升。

【制配】将前3味捣碎置容器中，加入白酒密封浸泡，每日振摇1～2次，7日启封，去渣留液。睡前温饮。每日1次，每次10～15毫升。

【主治】瘰疬。

方七：

【组成】玄参、磁石（烧令赤，使醋淬七遍，研细水飞）各150克，白酒1升。

【制配】玄参切碎，与磁石同置容器中，加白酒密封浸泡，每日振摇1～2次，7日启封，去渣留液。睡前温饮。每日1次，每次10～15毫升。

【主治】瘰疬寒热，先从颈腋诸处起者。

方八：

【组成】白头翁根150克，白酒1升。

【制配】将白头翁根切段置容器中，加白酒密封，隔水煮数沸，置阴凉处2～3日，去渣留液。饭后口服。每日2次，每次10～20毫升。

【主治】瘰疬日久生疮，溃后流水青稀，久不收口。

方九：

【组成】老蛇盘60克，白酒500毫升。

【制配】将前药捣碎置容器中，加白酒密封浸泡，每日振摇1～2次，5～7日启封，去渣留液。口服。每日2次，每次10～15毫升。

【主治】瘰疬。

急性肠梗阻

方一：

【组成】大蒜120克、硭硝30克为一组药；生大黄60克研为末、醋60毫升为另一组药。

【制配】先把前1组的药共捣烂，敷于脐和最痛处，敷前先用2～4层凡士林纱布保护皮肤，敷2小时取下，并用温开水洗净蒜汁，再把后1组的药调成糊速敷于脐上和最痛处6小时。

【主治】早期单纯性肠梗阻，动力性、粪石性、蛔虫性、粘连性不完全或部分完全性肠梗阻，肠胃尚未坏死，血压正常，脉搏不快，以及早期肠扭转。

方二：

【组成】葱白2500克，醋少许。

【制配】把葱切碎和醋共炒极热，用布包好熨脐部，冷即换热，不间断治疗，以腹部变软或有矢气为度。

【主治】急性肠梗阻。

方三：

【组成】大黄9克，槟榔8克，使君子、苦楝皮各15克，黄酒500毫升。

【制配】前 4 味使碎，置容器中，加入白酒，每日振摇 1～2 次，密封浸泡 7 日，去渣留液。空腹温饮。每日 2 次，每次 20～30 毫升。

【主治】蛔虫性肠梗阻。

方四：

【组成】木瓜、牛膝各 50 克，白酒 500 毫升。

【制配】前 2 味粗碎，置容器中，加入白酒，每日振摇 1～2 次，密封浸泡 7 日，去渣留液。口服。每日 2 次，每次 10～15 毫升。

【主治】粘连性肠梗阻。

方五：

【组成】沉香 6 克，蜂蜜、猪脂各 120 克，低度白酒 300 毫升。

【制配】前 3 味粗碎置容器中，添加白酒，密封浸泡 2 日，去渣留液。空腹温饮。每日 2 次，每次 15～20 毫升。

【主治】急性肠梗阻。

方六：

【组成】麦麸 500 克，皂荚 250 克，葱白 10～15 根，生姜 30 克，白酒 150 毫升。

【制配】前 4 味粗碎，置热锅中，文火炒约 15 分钟，再将白酒徐徐兑入混匀，装入布袋。

【主治】肠梗阻。

疝气

方一：

【组成】食盐、醋、艾绒各适量。

【制配】将盐炒热，取醋适量调涂脐中，上以艾绒搓成黄豆大，燃火灸之。

【主治】小儿疝气、尿闭不通。

方二：

【组成】米醋1碗，青皮15克。

【制配】用1碗米醋煎青皮直至醋干，再加水2碗煎为1.5碗，温热服之。

【主治】小肠疝气。

方三：

【组成】鸡蛋2个，醋500毫升。

【制配】将2个鸡蛋用500毫升醋浸泡1天，次日将醋、蛋倒入锅中，煮至醋剩1/2，趁热吃蛋饮汤，食后应避风寒，汗出其效更佳。

【主治】小肠疝气、小肠及睾丸坠痛。

方四：

【组成】艾绒、醋各适量。

【制配】将艾绒浸醋，令仰卧硬板床上，暴露脐部，疝手法复位后，将浸醋艾填入脐孔，以满为度，用胶布固定，20日为1疗程。

【主治】脐疝。

方五：

【组成】干蛋壳、老酒各适量。

【制配】将孵出小鸡后的若干蛋壳煅炭存性研末，每服9克，老酒送下。

【主治】小肠疝气。

方六：

【组成】吴茱萸9克，小茴香15克，木香3克，生姜5克，淡豆豉30克，黄酒200毫升。

【制配】前5味粗碎，加入黄酒，文火煎至100毫升，去渣留液。温饮。每日2次，每次1/2剂。

【主治】疝气。

方七：

【组成】花椒、延胡素、小茴香各6克，白酒150毫升。

【制配】前3味粗碎，加入白酒，密封浸泡2～3日，去渣留液。空腹温饮。每日1次或2次，每次20～30毫升。

【主治】疝痛。

方八：

【组成】肉桂、制乳香、制没药、木香、闹羊花、羌活各15克，川芎、延胡素、紫荆皮、五加皮、牡丹皮、郁金、乌药各90克，白酒500毫升。

【制配】前13味捣末，加入白酒，文火煮沸，去渣留液。口服。每日2次，每次10～15毫升。

【主治】疝气。

方九：

【组成】灯笼草根、小茴香各15克，白酒30毫升。

【制配】前2味粗碎、研末。口服。每日1次，每次用白酒送服药末1剂。

【主治】疝气。

挫擦扭伤

方一：

【组成】带根韭菜1把，醋适量。

【制配】将韭菜洗净捣烂如泥，炒热加醋少许，热贴伤处，用布扎紧，次日换1次。

【主治】手足关节挫伤。

方二：

【组成】热醋适量。

【制配】将热醋涂患处，每日3次。

【主治】淤血红肿（未破未伤筋骨）。

方三：

【组成】醋适量。

【制配】将醋涂受伤处。

【主治】外伤轻出血。

方四：

【组成】浓茶水适量。

【制配】用泡好的浓茶水洗涤伤口，可消炎杀菌。

【主治】皮肤擦伤。

方五：

【组成】干茶渣适量。

【制配】将干茶渣焙至微焦，撒敷于小伤口上。

【主治】外伤小伤口出血。

方六：

【组成】连根韭菜 100 克，醋适量。

【制配】将韭菜洗净捣烂，加醋炒热，用纱布裹，趁热敷患处，连敷多次。

【主治】扭伤胁痛或因气郁胁痛。

烫伤、烧伤、晒伤

方一：

【组成】米醋适量。

【制配】用米醋擦洗患处，可止痛、防起疱、防感染。

【主治】轻度烫伤。

方二：

【组成】大黄末、醋各适量。

【制配】将大黄末和醋调匀敷患处。

【主治】烫伤、烧伤，红肿灼痛起疱。

方三：

【组成】鸡蛋1个，白酒15毫升。

【制配】用鸡蛋清与酒调匀，敷患处，每日3～4次。

【主治】烧伤、烫伤。

方四：

【组成】5%食醋溶液适量。

【制配】用醋溶液浸洗烧伤部位，洗后患处灼热刺痛颜面部潮红等症状立即消除，如已形成腐蚀性溃疡者，亦可自行结痂愈合。

【主治】石灰烧伤。

方五：

【组成】白酒15毫升，大蒜2头，鸡蛋1个。

【制配】将大蒜捣泥与白酒、蛋清调匀，涂于患处。

【主治】烧伤、烫伤。

方六：

【组成】浓茶叶、苹果汁或醋各适量。

【制配】浓茶汁涂患处或浓茶汁加水洗澡泡洗患处，洗后外涂苹果汁或醋。

【主治】皮肤晒伤。

方七：

【组成】细盐适量。

【制配】用手指蘸细盐末，揉搓伤处，可使半脱皮顺利脱落（应在红肿消失之后进行）。

【主治】皮肤晒伤。

方八：

【组成】黑醋250毫升，五倍子100克，蜈蚣1条，蜂蜜18克。

【制配】将黑醋、五倍子、蜈蚣、蜂蜜混合搅匀，敷疤痕处，用黑布包扎，4日换药1次，至疤平症消，能活动为止。

【主治】烧伤疤痕。

方九：

【组成】绿茶1克，甘草5克。

【制配】将甘草加水500毫升，煎沸5分钟后加绿茶，分3次温饮，每日1剂。

【主治】皮肤晒伤。

金疮（刀斧伤、枪伤）

方一：

【组成】茶叶适量。

【制配】将茶叶捣烂敷于伤口。

【主治】金疮。

方二：

【组成】鸡蛋壳、红药水各适量。

【制配】将蛋壳研细粉后高压消毒，烘干，用时先清洗伤口，涂红药水，再撒蛋壳粉适量，用消毒纱布包扎。

【主治】外伤出血。

方三：

【组成】鸡蛋清1份，鲜韭菜根、鲜葱、烧酒各适量。

【制配】将葱、韭菜根洗净捣烂，取汁去渣，加酒和蛋清调匀，再加适量面粉搅拌成糊。取药糊敷伤处，每次敷12小时左右。

【主治】刀伤、枪伤。

方四：

【组成】芥末50克，醋适量。

【制配】将芥末用水润湿，加水调成糊状。抹在纱布上敷于患处，敷药3小时后取下，隔2～3日再更换1次。

【主治】跌打损伤，淤血肿痛。

方五：

【组成】鸡蛋 55 克，南岭荛花 125 克，白酒 250 毫升。

【制配】先将南岭荛花研为细末，炒至略焦，加酒湿润炒干，连炒 7 日。最后 1 次以余下之酒倒在锅内，将鸡蛋打入煮熟取出。尽酒量饮，余渣敷于痛处，经一宿后除去，食蛋并饮酒（以不醉为度）。此方为内服与外敷相结合，治疗跌打损伤（应无骨折）效果良好。但应注意，南岭荛花有毒，不可内服。

【主治】金疮。

方六：

【组成】醋 250 毫升，冻豆腐适量。

【制配】醋煮沸，将冻豆腐（冬天冻完后，阴干；若冬天用，则化开除去水分）切成 2 立方厘米方块纱布包好，放进沸醋里煮 5 分钟。将豆腐取出敷患处。然后重新加热再敷，越烫效果越好（以不烫伤皮肤为度）一般每日 1 次，10 日为一疗程。

【主治】脚底部络伤及趾腱膜损伤。

方七：

【组成】绿豆、醋各适量。

【制配】将绿豆研粉，调醋敷患处。

【主治】跌打损伤瘀肿。

方八：

【组成】醋适量。

【制配】将醋加热。外擦患处，每日 3 次。

【主治】跌打损伤淤肿，未伤筋骨、未破。

方九：

【组成】白背三七 30 克，白酒 500 毫升。

【制配】前 1 味经九蒸十晒，加入白酒，每日振摇 1～2 次，密封浸泡 15～20

日，去渣留液。温饮。每日 2 次，每次 10 毫升。

【主治】外伤出血。

破伤风

方一：

【组成】大蒜 1 头，威灵仙 25 克，麻油 5 克，热酒适量。

【制配】将大蒜去皮，同威灵仙和麻油同捣烂，热酒冲服，汗出即愈。

【主治】破伤风。

方二：

【组成】去皮大蒜 20 克，黄酒 500 毫升。

【制配】黄酒煮蒜至极烂（勿加水），食蒜喝汤 1 大碗，卧床盖被，汗出透则愈（宜防风寒）。

【主治】破伤风，金疮卒中。

方三：

【组成】连须葱白 500 克，黑扁豆 45 克，棉籽 90 克，高粱酒 75 毫升。

【制配】将棉籽炒焦至酱紫色，碾碎去壳，连须葱白加水 4～5 碗熬汤，酒加温，黑扁豆在大铁勺内炒至 90%焦时离火，温酒倒入铁勺内，过滤，酒色变成酱紫色，加入棉籽，再放葱、酒，搅如稀饭样，饮服，服后盖被发汗，余下的葱汤连服 1～2 日，忌食生冷腥物。

【主治】破伤风。

方四：

【组成】生穿山甲 1 片，黄酒适量。

【制配】前 1 味炙黄，研末。温饮。每日 1 次，每次 1 剂，黄酒冲服。

【主治】破伤风。

方五：

【组成】蝉蜕 180 克，天麻、蚕蛹各 9 克，蜈蚣 2 条，全蝎、琥珀各 6 克，黄酒 250 毫升。

【制配】前 6 味粗碎，加入黄酒，文火煎沸，去渣留液。温饮。每日 1 次，每次 1 剂。

【主治】破伤风。

方六：

【组成】独头蒜 1 个，威灵仙 25 克，芝麻 5 克，米酒 50 毫升。

【制配】前 3 味粗碎，加入米酒，文火煎沸，去渣留液。温饮。每日 1 次，每次 1 剂。

【主治】破伤风。

方七：

【组成】蜜蜡 6～9 克，白酒 20～30 毫升。

【制配】前 1 味粗碎，加入白酒，搅至蜜蜡溶解。温饮。每日 1 次，每次 1 剂。

【主治】破伤风。

狂犬咬伤

方一：

【组成】醋适量。

【制配】用醋擦洗患处。

【主治】狂犬咬伤。

方二：

【组成】七星剑草 15 克，米酒 50 毫升。

【制配】前 1 味切碎，加入清水 100 毫升，文火煎微沸，再加米酒，文火煎微沸，去渣留液。温饮。每日 1 次，每次 1 剂。

【主治】疯狗咬伤。

方三：

【组成】华山矾根二层皮25克，米酒60毫升。

【制配】前1味捣烂、浸汁，冲入米酒搅匀。口服。每次1剂。咬伤第1日服一次，以后每隔10日服1次，连服9次。

【主治】疯狗咬伤。

方四：

【组成】板蓝根200克，黄酒250毫升。

【制配】前1味切碎，加入黄酒，隔水文火炖沸3～5分钟，去渣留液。口服。每日3次，每次20～30毫升。

【主治】疯狗咬伤。

方五：

【组成】草兰根60克，黄酒300毫升。

【制配】前1味切碎，加入黄酒，文火煮至150毫升，去渣留液。口服。每日3次，每次1/3剂。

【主治】疯狗咬伤。

方六：

【组成】荔枝草45克，黄酒500毫升。

【制配】前1味切碎，加入黄酒，文火煎至250毫升，去渣留液。口服。每日3次，每次30～35毫升。

【主治】疯狗咬伤。

毒蛇咬伤

方一：

【组成】大蜗牛12克，明矾3克，蒲公英60克，夏枯草30克，醋适量。

【制配】将大蜗牛去壳同明矾、蒲公英和夏枯草共捣烂如泥，然后用醋调匀敷患处。

【主治】蛇咬伤（有伤口）。

方二：

【组成】醋适量。

【制配】用醋擦洗患处。

【主治】蝮蛇咬伤。

方三：

【组成】白芷、雄黄、酒、蒜各适量。

【制配】将白芷、雄黄煎沸急饮，白芷宜多，雄黄酒汁宜浓，尽量多饮，常令酒气不断，并多食生熟大蒜，使毒不内攻入腹。

【主治】毒蛇咬伤。

方四：

【组成】浓茶汁 100 毫升，东风菜根 300 克。

【制配】将东风菜根洗净捣烂取汁与浓茶汁混匀，1 次服下，药渣敷于伤口周围。

【主治】毒蛇咬伤。

方五：

【组成】绿茶 3 克，甘草 10 克，白花蛇舌草 100 克（鲜品 250 克）。

【制配】将甘草和白花蛇舌草用文火煎至 400 毫升，去渣加入绿茶，分 4 次服，每日服 1 剂。

【主治】毒蛇咬伤。

方六：

【组成】干九龙吐珠 120 克，白酒 800 毫升。

【制配】前 1 味切碎，加入白酒，每日振摇 1～2 次，密封浸泡 14 日，去渣留液。外用。不拘时候，每次用纱布蘸本酒湿敷，同时口服 15 毫升。

【主治】毒蛇咬伤。

方七：

【组成】山扁豆、金牛草、瓜子金、无患子、乌桕根各 25 克，老君须 250 克，菊三七 9 克，甘草 15 克，白酒 1 升。

【制配】前 8 味粗碎，加入白酒，每日振摇 1～2 次，密封浸泡 7 日，去渣留液。口服。每日 4 次，每次 10～15 毫升。

【主治】毒蛇咬伤。

方八：

【组成】白酒 50 毫升。

【制配】隔水加热。外用。不拘时候，每次用消毒棉球蘸本酒涂擦。

【主治】毒蛇咬伤。

方九：

【组成】救必应、木防己、青蒿、入地金牛、半边莲、七星剑草各 60 克，大黄、制草乌、制雄黄、重楼各 30 克，制半夏、制天南星、制川乌、麻黄、山慈姑各 15 克，细辛 7.5 克，五灵脂 22.5 克，白酒 2.5 升。

【制配】前 17 味粗碎，加入白酒，每日振摇 1～2 次，密封浸泡 7 日，去渣留液。口服。每日 3 次，每次 20～30 毫升。

【主治】毒蛇咬伤。

毒蜘蛛咬伤

方一：

【组成】生姜汁、羊乳、植物油各适量。

【制配】先用姜汁调植物油擦伤处，再饮羊乳。

【主治】毒蜘蛛咬伤，蝎子蜇伤。

方二：

【组成】大葱 1 根，蚯蚓 1 条。

【制配】将大葱去尖头，蚯蚓放入葱叶中，紧握两头，勿泄气，频摇动，待化为水后点咬伤处。

【主治】毒蜘蛛咬伤，遍身成疮。

方三：

【组成】生姜汁、轻粉各适量。

【制配】将生姜汁和轻粉调如糊状，涂于咬伤处。

【主治】毒蜘蛛咬伤。

方四：

【组成】生姜汁、葛根各等份。

【制配】将葛根研成细末，以姜汁调成糊，涂于咬伤处。

【主治】毒蜘蛛咬伤。

方五：

【组成】生姜汁、胡粉各适量。

【制配】将生姜汁、胡粉调匀涂伤处。

【主治】毒蜘蛛咬伤。

方六：

【组成】生姜 30 克。

【制配】将生姜捣烂涂于患处。

【主治】毒蜘蛛咬伤，蝎子蜇伤。

方七：

【组成】大蒜、艾叶各适量。

【制配】将大蒜去皮切薄片，摊于伤处，铺艾点燃灸至不痛为止。

【主治】毒蜘蛛咬伤，蝎子蜇伤。

方八：

【组成】炮姜 1 块。

【制配】将炮姜切片贴于咬伤处。

【主治】毒蜘蛛咬伤。

方九：

【组成】大蒜、米醋各适量。

【制配】将大蒜去皮捣为泥，以米醋调匀，涂于咬伤处。

【主治】毒蜘蛛咬伤。

蜂虫蜇咬伤

方一：

【组成】细茶叶适量。

【制配】沸水泡细茶取汁洗患处。每日几次，连续数日，以愈为度。

【主治】毛虫蜇伤及蜂蜇、蜈蚣咬伤。

方二：

【组成】芽茶、明矾各适量。

【制配】将芽茶和明矾共研细末，凉开水调服 9 克，或涂伤口。

【主治】蚊虫叮咬伤。

方三：

【组成】清醋适量。

【制配】急饮清醋 1～2 碗。

【主治】毒蜂蜇伤。

方四：

【组成】浓醋适量。

【制配】将醋湿敷患处，并不断加醋以保持湿润。

【主治】蜂蜇伤。

方五：

【组成】盐水适量。

【制配】用盐水涂患处，每日数次。

【主治】蜂蜇伤。

蜈蚣咬伤

方一：

【组成】醋、生铁各适量。

【制配】用醋磨生铁敷之。

【主治】蜈蚣咬伤。

方二：

【组成】茶水适量。

【制配】常饮茶水。

【主治】蜈蚣中毒，恶心呕吐、腹痛腹泻、全身乏力、昏迷、呼吸急促、周身发冷。

方三：

【组成】蒜、醋各适量。

【制配】将蒜去皮捣烂，拌醋外敷。

【主治】蜈蚣咬伤，局部瘀点，红肿剧痛，甚至头痛、眩晕、呕吐、发热，谵语、全身麻木、抽搐昏迷。

蝎子蜇伤及其他毒虫咬伤

方一：

【组成】明矾末、醋各适量。

【制配】将明矾末与醋调成糊状敷伤处。

【主治】蝎子蜇伤。

方二：

【组成】茶叶适量。

【制配】将准备好的茶叶蘸湿捣烂，敷虫叮咬处或者将茶叶冲泡后清洗患处。

【主治】毒虫叮咬、蜂蜇。

方三：

【组成】醋、石灰各适量。

【制配】用醋调石灰涂患处。

【主治】蝼蛄咬伤。

腰椎间盘突出

方一：

【组成】大葱 6 克，姜 12 克，石菖蒲、艾叶、透骨草各 60 克，蛋清、白酒各适量。

【制配】将大葱、姜洗净，同石菖蒲、艾叶、透骨草共捣烂，调蛋清、白酒敷患处，然后温灸。

【主治】腰椎间盘突出。

方二：

【组成】生草乌、生川乌各 10 克，马钱子 12 克，三七 20 克，醋适量。

【制配】将生草乌、生川乌、马钱子、三七、醋研细末同敷患处。治疗期间，应卧床休息，不宜过分活动。

【主治】腰椎间盘突出。

颈椎病

方一：

【组成】香蕉 1 只，胡萝卜 150 克，苹果 200 克，鸡蛋 1 只，牛奶、醋各 100 毫升，蜂蜜适量。

【制配】香蕉去皮切成 2 段，胡萝卜、苹果切成碎片，放入果汁机内，加蛋黄、牛奶、醋制成汁，蜂蜜作调料，常食有效。

【主治】肩背酸痛。

方二：

【组成】纱布浸醋（以不滴为度）。

【制配】将浸过醋的纱布敷患处后，用红外线照射30～40分钟，若治疗中纱布干了，可补热醋1次，每日1次，15次为1疗程，两个疗程之间休息3～5日。

【主治】颈椎病。

骨髓炎

方一：

【组成】推车虫7只，大麦1勺，醋适量。

【制配】将推车虫、大麦共研细末，醋调敷患处。

【主治】骨髓炎。

方二：

【组成】连头大葱白250克，蒜500克。

【制配】将葱白洗净同大蒜共捣烂，放入1500克醋中，熬成膏。取膏贴患处。

【主治】骨髓炎。

脱肛

方一：

【组成】生姜7片，茶叶适量。

【制配】将茶叶和生姜片入锅，加水煎汤或沸水冲泡。每日1～2剂，趁热饮服。

【主治】下痢脱肛。

方二：

【组成】红枣200克，陈醋400毫升。

【制配】将红枣洗净，用陈醋煮枣，直至醋干。分2～3次吃完。

【主治】脱肛。

方三：

【组成】黄芪60克，黄酒500毫升。

【制配】将黄芪研碎，置于容器，加入黄酒，密封浸泡7日，每日摇晃数次。每日服2次，每次20克。

【主治】气虚脱肛。

跌打损伤

方一：

【组成】红花、凤仙花各50克，白矾少许，白酒100毫升。

【制配】前3味粗碎，加入白酒，密封浸泡1～2日，去渣留液。外用。每日1次，每次用纱布浸酒敷肿胀处。

【主治】跌打损伤。

方二：

【组成】三七、血竭、琥珀各120克，大黄、桃仁、泽兰、红花、当归、制乳香、制没药、秦艽、续断、杜仲、骨碎补、土鳖虫、苏木、无名异、自然铜、制马钱子各150克，重楼90克，三花酒15升。

【制配】前20味粗碎，加入三花酒，每日振摇1～2次，密封浸泡60日，去渣留液。口服。每日1～2次，每次15～20毫升。

【主治】跌打损伤。

方三：

【组成】紫荆皮、牡丹皮、五加皮、郁金、乌药、川芎、延胡索各30克，桂枝、木香、制乳香、闹羊花、羌活各15克，白酒500毫升。

【制配】前12味切碎，加入白酒，文火煮约1小时，去渣留液。口服，不拘时候，随量饮用。

【主治】跌打损伤。

方四：

【组成】土鳖虫（烧灰、存性）15克，白酒250毫升。

【制配】前1味研末，加入白酒，每日振摇1～2次，密封浸泡3日，去渣留液。温饮。不拘时候，随量饮用。

【主治】跌打损伤。

方五：

【组成】山姜根、茜草根各25克，鸡血藤根50克，牛膝、泽兰各15克，白酒500毫升。

【制配】前5味切碎，加入白酒，每日振摇1～2次，密封浸泡7日，去渣留液。口服。每日2次，每次25～50毫升。

【主治】跌打损伤。

方六：

【组成】红花、桃仁、秦艽、续断、木香、砂仁、威灵仙各15克，当归、五加皮、牛膝各45克，骨碎补、胡桃仁、杜仲各30克，白酒5升。

【制配】前13味切碎，加入白酒2.5升密封，隔水文火煮4小时，待冷加入剩余白酒，每日振摇1～2次，密封浸泡3日，去渣留液。口服。每日2次，每次15～30毫升。

【主治】跌打损伤。

方七：

【组成】凤仙花90克，当归尾60克，白酒500毫升。

【制配】前2味粗碎，加入白酒，每日振摇1～2次，密封浸泡7日，去渣留液。口服。每日2～3次，每次20～30毫升。

【主治】跌打损伤。

方八：

【组成】丁香、当归各30克，川芎、红花各90克，三七15克，凤仙花、苏木各45克，乌梢蛇25克，白酒1.7升。

【制配】前 8 味粗碎，加入白酒，每日振摇 1～2 次，密封浸泡 60 日，去渣留液。口服。每日 1 次，每次 15 毫升。

【主治】跌打损伤。

方九：

【组成】见血飞 30 克，青风藤、大血藤、小血藤各 15 克，白酒 500 毫升。

【制配】前 4 味粗碎，加入白酒，每日振摇 1～2 次，密封浸泡 10 日，去渣留液。口服。每日 2 次，每次 10～15 毫升。

【主治】跌打损伤。

骨折

方一：

【组成】制川乌、制草乌、透骨草、伸筋草、艾叶、山柰各 20 克，红花、桃仁、冰片、细辛、桂枝各 10 克，制乳香 40 克，95%乙醇 2.5 升。

【制配】前 12 味研末，加入乙醇，每日振摇 1～2 次，密封浸泡 15～30 日，去渣留液。外用。每日 2 次，每次取药酒 20 毫升，加开水至 2 升，趁热熏洗患处。

【主治】骨折。

方二：

【组成】小茴香、樟脑各 15 克，丁香、红花各 10 克，白酒 300 毫升。

【制配】前 4 味粗碎，加入白酒，每日振摇 1～2 次，密封浸泡 10 日，去渣留液。外用。每日 2～3 次，每次用消毒棉球蘸本酒涂擦患处。

【主治】骨折。

方三：

【组成】肉桂 60 克，当归、红花各 30 克，50%乙醇 400 毫升。

【制配】前 3 味粗碎，加入乙醇，每日振摇 1～2 次，密封浸泡 7～10 日，去渣留液。口服。每日 7～10 次，每次用消毒棉球蘸本酒涂擦患处。

【主治】骨折。

方四：

【组成】制没药、地龙、降香、桑枝、白芷、苏木、土鳖虫、制乳香各32克，黄酒2.5升。

【制配】前8味粗碎，加入黄酒，每日振摇1～2次，密封浸泡5日，去渣留液。睡前温饮。每日1次，每次10～15毫升。

【主治】骨折。

脱位

方一：

【组成】当归、枸杞子各45克，三七、熟地黄、木瓜、五加皮各30克，续断23克，沉香7.5克，黄芪22克，人参、何首乌、羌活、独活各15克，红花4.5克，冰糖250克，高粱酒2.5升。

【制配】前15味捣碎，加入酒，每日振摇1～2次，密封浸泡15日，去渣留液，入冰糖溶解。口服。每日2次，每次30毫升。

【主治】脱位。

方二：

【组成】制草乌10克，当归、白芷各7.5克，白酒500毫升。

【制配】前3味研末。温饮。每日1次，每次用白酒冲服药末2克。

【主治】脱位。

颈椎病

方一：

【组成】龟甲5克，蛤蚧10克，蕲蛇30克，白酒600毫升。

【制配】前3味粗碎，加入白酒，文火煮沸，去渣留液。口服，每日3次，每次10～20毫升。

【主治】神经根型颈椎病。

方二：

【组成】茄皮120克，鹿角霜60克，烧酒500毫升，红砂糖适量。

【制配】前2味粗碎，加入烧酒，每日振摇1～2次，密封浸泡10日，去渣留液，入红砂糖溶解。口服。每日3次，随量饮用。

【主治】颈椎病。

肩周炎

方一：

【组成】蜈蚣3条，全蝎、蜣螂、穿山甲、土鳖虫各6克，红花、海风藤、络石藤、桂枝、威灵仙各15克，制川乌、制草乌、川芎各10克，姜黄、制乳香、制没药各9克，白酒1升。

【制配】前16味捣碎，加入白酒，每日振摇1～2次，密封浸泡7～10日，去渣留液。温饮。每日3次，每次20～30毫升。

【主治】肩周炎后期。

方二：

【组成】当归、枸杞子、制何首乌、杜仲、山茱萸各15克，制草乌、土鳖虫各9克，全蝎、自然铜、姜黄各6克，蜈蚣2条，红花5克，白酒2升。

【制配】前12味粗碎，隔水文火煮10分钟，待冷加入白酒，每日振摇1～2次，密封浸泡10日，去渣留液。口服。每日1～2次，每次10～30毫升。

【主治】肩周炎。

骨质增生

方一：

【组成】制川乌、制草乌、制附子、桂枝、川芎、白芍、木瓜各50克，当归、红花、透骨草、炮穿山甲各30克，延胡索70克，蜈蚣10条，土鳖虫20克，甘草10克，55度白酒2.5升。

【制配】前15味粗碎，加入白酒，每日振摇1～2次，密封浸泡15日，去渣留液。口服。每日 2 次，每次 5～15 毫升。病在下部食前服，病在上部食后服。

【主治】各部位骨质增生。

方二：

【组成】伸筋草、透骨草、杜仲、桑寄生、赤芍、海带、积雪草各 15 克，地枫皮、千年健、木防己、秦艽、茯苓、黄芪、党参、白术、陈皮、佛手、牛膝、红花、川芎、当归各 9 克，枸杞子 6 克，细辛、甘草各 3 克，白酒 1.75 升。

【制配】前 24 味粗碎，加入白酒，每日振摇 1～2 次，密封浸泡 14 日，去渣留液。口服。每日 3 次，每次 10～20 毫升。

【主治】颈椎或腰椎骨质增生。

方三：

【组成】肉苁蓉 20 克，秦艽、淫羊藿、狗脊、骨碎补、熟地黄各 15 克，桑寄生、三七、威灵仙、制附子各 10 克，白酒 1 升。

【制配】前 10 味粗碎，加入白酒，每日振摇 1～2 次，密封浸泡 14 日，去渣留液。口服。每日 2 次，每次 10～20 毫升。

【主治】骨质增生。

方四：

【组成】红花、制何首乌各 55 克，当归、鸡血藤各 80 克，白酒 1 升。

【制配】前 4 味洗净，加入白酒，每日振摇 1～2 次，密封浸泡 10 日，去渣留液。口服。每日 2 次，每次 10～20 毫升。

【主治】骨质增生疼痛。

方五：

【组成】威灵仙、淫羊藿、五加皮、狗脊、防风、骨碎补、五味子、白芍、土鳖虫、生地黄、枸杞子、紫石英各 20 克，白酒 2 升。

【制配】前 12 味粗碎，加入白酒，每日振摇 1～2 次，密封浸泡 30 日，去渣留液。口服。每日 3 次，每次 20～30 毫升。

【主治】骨质增生。

方六：

【组成】威灵仙、透骨草、杜仲、牛膝、穿山甲、丹参、白芥子各30克，白酒2升。

【制配】前7味研末，加入白酒，每日振摇1～2次，密封浸泡20日，去渣留液。口服。每日3次，每次15～20毫升。

【主治】骨质增生。

方七：

【组成】熟地黄、骨碎补各30克，淫羊藿、肉苁蓉、鹿衔草、鸡血藤、莱菔子、延胡索各20克，白酒2升，白砂糖100克。

【制配】前8味粗碎，加入白酒，每日搅拌1～2次，密封浸泡7日，去渣留液，入白糖溶解，在密封浸泡14日，每日振摇1～2次。口服。每日2次，每次10～20毫升。

【主治】骨质增生。

方八：

【组成】夏枯草50克，食醋1000毫升。

【制配】将夏枯草放入醋中浸泡2～4小时，再煮沸15分钟，先熏后洗患处20分钟，每日1～3次，每剂可用2天。

【主治】骨刺、跟骨刺。

方九：

【组成】醋1000毫升。

【制配】醋加热至脚可浸入，每日30～40分钟，如醋温下降，应再次加热，一般须连浸10～15日，足跟痛才开始逐渐减轻，所以需要连续浸1～2个月。

【主治】跟骨刺。

关节疼痛

方一：

【组成】鲜松叶50克，当归75克，白酒1.5升。

【制配】前2味捣碎，加入白酒，每日振摇1～2次，密封浸泡7日，去渣留液。佐餐服，随量饮。

【主治】关节疼痛。

方二：

【组成】羊胫骨2根，白酒2升。

【制配】前1味敲碎，加入白酒，每日振摇1～2次，密封浸泡10～15日，去渣留液。口服。每日3次，每次10毫升。

【主治】关节疼痛。

方三：

【组成】黄芪、肉桂、巴戟天、石斛、泽泻、茯苓、柏子仁、花椒各45克，炮姜40克，防风、独活、党参、白芍、制附子、制川乌、茵芋、制半夏、细辛、白术、制甘草、天花粉、山茱萸各15克，白酒1升。

【制配】前22味研末，加入白酒，每日振摇1～2次，密封浸泡7日，去渣留液。口服。每日3次，每次20毫升。

【主治】关节疼痛。

方四：

【组成】白术、制附子、细辛、独活、秦艽、山药、杏仁各9克，磁石50克，防风、巴戟天、肉桂、麻黄各12克，炮姜30克，薏苡仁18克，生地黄15克，白酒1升。

【制配】前15味粗碎，加入白酒，每日振摇1～2次，密封浸泡7日，去渣留液。空腹温饮。每日2次，随量饮用。

【主治】关节疼痛。

方五：

【组成】松叶160克，麻黄、防风、制附子、独活、牛膝、生地黄各30克，秦艽、肉桂各20克，白酒1.5升。

【制配】前9味捣末，加入白酒，每日振摇1～2次，密封浸泡（春秋7日，冬10日，夏5日），去渣留液。空腹温饮。每日3次，每次10～15毫升。

【主治】关节疼痛。

方六：

【组成】防风、茜草、苍术、老鹳草各 25 克，白酒 1 升。

【制配】前 4 味切碎，加入白酒，每日振摇 1～2 次，密封浸泡 7 日，去渣留液。口服。每日 3 次，每次 15 毫升。

【主治】关节疼痛。

方七：

【组成】防风、当归、秦艽、肉桂、葛根各 20 克，麻黄 15 克，羌活、川芎各 10 克，白酒 250 毫升。

【制配】前 8 味切碎，加入白酒，每日振摇 1～2 次，密封浸泡 7 日，去渣留液。口服。每日 2 次，每次 10～20 毫升。

【主治】关节疼痛。

方八：

【组成】伸筋草 100 克，白酒 1 升。

【制配】前 1 味切段，加入白酒，每日振摇 1～2 次，密封浸泡 14 日，去渣留液。口服。每日 1 次，每次 30～50 毫升。

【主治】关节疼痛。

方九：

【组成】五加皮、麻黄、制川乌、制草乌、甘草、木瓜、红花、乌梅各 20 克，白酒 1 升。

【制配】前 8 味捣碎，加入白酒，每日振摇 1～2 次，密封浸泡 10 日，去渣留液。口服。每日 3 次，每次 10 毫升。

【主治】关节疼痛。

第四篇 传染性疾病良方

传染病是由各种病原体引起的能在人与人、动物与动物或人与动物之间相互传播的一类疾病。传染病分为甲类、乙类和丙类。甲类传染病是指：鼠疫、霍乱。乙类传染病是指：传染性非典型肺炎、艾滋病、病毒性肝炎、脊髓灰质炎、人感染高致病性禽流感、麻疹、流行性出血热、狂犬病、流行性乙型脑炎、登革热等。正是传染病的这种可扩散性，一些民间的可迅速治病的良方就显得尤为重要。

流行性腮腺炎

方一：

【组成】大蒜50克，醋少许。

【制配】将大蒜去皮捣泥，加醋少许调匀敷患处。

【主治】腮腺炎。

方二：

【组成】大蒜50克，面粉、醋各少许。

【制配】将大蒜去皮捣烂成泥，以醋调少量面粉与蒜泥混匀，敷于肿大之处，每日1次。

【主治】腮腺炎。

方三：

【组成】大蒜50克，绿豆120克，黄豆60克，白糖30克。

【制配】将豆淘净加水煮至豆烂，加入大蒜再煮片刻，再加白糖搅匀食用，分2～3次用完，连服数剂。

【主治】热毒蕴结型腮腺炎。

方四：

【组成】大葱3根。

【制配】将大葱洗净切碎捣烂，外敷患处。

【主治】腮腺炎。

方五：

【组成】醋、赤小豆粉各适量。

【制配】醋调赤小豆粉敷患处。

【主治】腮腺炎。

方六：

【组成】大蒜、赤小豆、马齿苋各适量。

【制配】将大蒜去皮，同赤小豆、马齿苋研成末，用醋调和涂患处。

【主治】腮腺炎。

方七：

【组成】全棵鲜蒲公英1把，醋15～20毫升。

【制配】将蒲公英洗净捣烂，加醋15～20毫升，调匀敷患处，干后取下再换。

【主治】腮腺炎。

方八：

【组成】纱布1块，米醋适量。

【制配】用纱布浸泡米醋贴敷患处，每日数次。

【主治】腮腺炎。

方九：

【组成】老石灰、醋各适量。

【制配】将老石灰炒7次，地上窖7次取起，用好醋调敷肿处。

【主治】腮腺炎。

白喉

方一：

【组成】大蒜1头，75%酒精适量。

【制配】将大蒜去皮，放在酒精内浸3～5分钟，放入消毒器皿中捣烂如泥，取2厘米见方消毒纱布，涂药泥1～2克，贴于患者双手合谷穴，胶布固定，经4～6小时局部可有瘙痒及灼热感，8～10小时出现水疱，用消毒针刺破，用药棉吸水后涂以龙胆紫液，纱布包扎。一般敷药8小时后，症状减轻。

【主治】白喉。

方二：

【组成】鲜益母草、米醋各适量。

【制配】将益母草捣烂取汁，加适量米醋调匀，涂患处，每1～2小时涂1次。

【主治】白喉。

肺结核

方一：

【组成】大蒜、陈醋各适量。

【制配】将大蒜去皮浸于陈醋中7天后，每次服3瓣，每日服2次，连续服用。

【主治】肺结核。

方二：

【组成】生姜15克，羊腿肉1千克，白萝卜60克，植物油、黄酒各10毫升，细盐10克，干橘皮2只。

【制配】先将羊肉洗净，切片，放油锅内爆炒5分钟，加入生姜片、黄酒，再加冷水半碗，烧沸10分钟，与萝卜、橘皮一同倒入砂锅内，加冷水，煮开。加黄酒1匙，细盐适量，改小火慢煨至羊肉、萝卜酥烂，佐餐食。

【主治】肺结核。

方三：

【组成】大鳗鱼数条。

【制配】将大鳗鱼用清水洗涤，先于锅中煮沸清水，再将鳗鱼投入，加盖煮2～3小时，鳗鱼浮于水面，捞取之，加食盐少许，每日2次，饭后服。

【主治】肺结核。

方四：

【组成】姜末15克，核桃肉500克，白糖120克，熟植物油1000毫升（实耗100毫升），甜面酱100克，碱25克。

【制配】将核桃肉用碱水浸泡半小时后，浸水漂净，捞出沥干，置火烧至七成熟的油锅内不断炒动，至金黄色，浮出油面上捞出；锅底留油25毫升，加白糖70克，至溶化后，加入甜面酱、姜末翻炒，加水200毫升拌匀，倒入核桃肉，略炒离火，不断翻炒至冷却，入熟油翻炒，使汁浓缩，裹住核桃肉，佐餐服食，或作点心食用。

【主治】肺结核。

方五：

【组成】大蒜、陈醋各适量。

【制配】将大蒜浸入陈醋7天。日服大蒜3头并饮糖醋汁少量可连续服用。

【主治】肺结核、轻度支气管炎。

方六：

【组成】西洋参、麦冬各9克，百部30克，浙贝母15克，黄酒2升。

【制配】将诸药粗碎置容器中，加500毫升清水以文火煎至减半，再入黄酒煮沸，待冷密封，每日振摇1～2次，3日后去渣留液。口服。每日2次，每次15～30毫升。

【主治】肺结核。

方七：

【组成】夏枯草 500 克，黄酒 1 升。

【制配】将前 1 味粗碎置容器中，加黄酒，隔水文火煮至无酒味，去渣留液。空腹温饮。每日 3 次，每次 15～30 毫升。

【主治】肺结核咯血。

方八：

【组成】桑白皮 100 克，仙鹤草 300 克，吴茱萸根皮 150 克，黄酒 1.5 升。

【制配】将前 3 味切片置容器中，加黄酒以文火煎至减半，再密封浸泡 1～2 日，去渣留液。空腹口服。每日 1 次，每次 50～70 毫升。

【主治】肺结核。

肺癌

方一：

【组成】石蝉草 250～500 克，白酒 1 升。

【制配】前 1 味切碎，加入白酒，每日振摇 1 次或 2 次，密封浸泡 10～15 日，去渣留液。口服。每日 3 次，每次 10～15 毫升。

【主治】肺癌。

方二：

【组成】一枝香 60 克，石南叶 30 克，米酒 100 毫升。

【制配】前 2 味捣碎，加入米酒，文火煎煮 30 分钟，去渣留液。温饮。每日 2 次，每次 1 剂。

【主治】早期肺癌。

伤寒、副伤寒

方一：

【组成】100％茶叶 10 毫升。

【制配】将茶叶煎剂 10 毫升，口服，每日 3 次。

【主治】伤寒。

霍乱

方一：

【组成】生醋 250～1000 毫升。

【制配】顿服，生醋用量多少根据病情轻重而定。

【主治】霍乱。

方二：

【组成】盐少许，醋适量。

【制配】将醋放在瓷器内加热，沸时加盐，顿服。

【主治】霍乱，病起急骤时，吐泻交替。

方三：

【组成】生姜 180 克，无灰酒适量。

【制配】将姜洗净切片，以无灰酒 660 毫升煎煮至约 500 毫升，顿服。

【主治】霍乱转筋。

方四：

【组成】干姜 3 克，茶叶 3 克。

【制配】将干姜、茶叶共研细末，水煎顿服。

【主治】霍乱。

方五：

【组成】姜汁、酒各适量。

【制配】将姜汁和酒调匀温服。

【主治】干霍乱痛不可忍。

肝炎

方一：

【组成】茶叶 15 克，板蓝根、大青叶各 30 克。

【制配】将茶叶、板蓝根、大青叶入锅水煎服，每日服 2 次，连服 15 日。

【主治】急性肝炎。

方二：

【组成】茶叶 5 克，白菜根（去根须）10 克。

【制配】将白菜根同茶叶入锅水煎服，每日 1 次。

【主治】急性肝炎。

方三：

【组成】大蒜、鲜茵陈、生姜各适量。

【制配】将大蒜、鲜茵陈、生姜洗净捣烂取汁，每次口服 10～15 毫升，每日 2～3 次。

【主治】急性肝炎，症见发热口渴，身目呈橘黄色，小便黄如浓茶汁，食欲减退，恶心呕吐，大便秘结，腹胀肋痛，苔黄腻，脉弦数。

方四：

【组成】绿茶适量。

【制配】将绿茶研末为丸（或装胶囊），每次服 9 克，每日 3 次。

【主治】肝炎。

方五：

【组成】绿茶 1 克，切片甘蔗 300 克。

【制配】将甘蔗片加水 500 毫升，煮沸 15 分钟，去渣趁热加入绿茶即可，每次 100 毫升温服，4 小时服 1 次。

【主治】慢性肝炎。

方六：

【组成】醋 500 毫升，红糖、红枣各 500 克，明矾粉 30 克。

【制配】将红枣加 800 毫升清水煮熟至汤尽，去皮核，留枣肉泥，加红糖、醋、明矾，共煮成汁，贮瓶备用，每日 3 次口服，每次 10 毫升。

【主治】黄疸性肝炎。

方七：

【组成】食醋、B 族维生素各适量。

【制配】每日 3 次口服食醋，每次 10～15 毫升，再加 B 族维生素等保肝药，连用 15 日，疗效颇佳。

【主治】急性黄疸性肝炎。

方八：

【组成】米醋 1000 毫升，鲜猪肉 500 克，红糖、白糖各 200 克。

【制配】将米醋、鲜猪肉、红糖、白糖入锅共煮 20 分钟过滤，内服，每日 3 次，每次 30～40 毫升，30 日为 1 疗程。

【主治】肝炎。

方九：

【组成】绿茶 1 克，鲜过路黄 10 克。

【制配】将鲜过路黄洗净晒干，切碎烘至极干，装入瓶中备用。用时将过路黄、绿茶放入杯中，用沸水冲泡，加盖 5 分钟后便可饮用。每日饮服，饮时可略留余汁，再泡再饮，直至无味为止。

【主治】慢性肝炎出现黄疸。

疟疾

方一：

【组成】醋 40 毫升，小苏打（碱面）3 克。

【制配】将醋和小苏打混匀，在发作前饮之。初发之疟忌用醋。

【主治】疟疾。

方二：

【组成】大蒜 40 克，酒制常山 9 克。

【制配】将大蒜去皮，同酒制常山入锅水煎取浓汁，于发作前 2 小时内服。

【主治】疟疾。

方三：

【组成】独头蒜 7 个，热米酒适量。

【制配】捣烂如泥，用热米酒冲服，每天 2 次，连服数日。

【主治】寒热往来，寒甚热微或但寒不热，口不渴或喜热饮，精神疲惫之寒症。

方四：

【组成】生鸡蛋 3 个，醋适量。

【制配】将鸡蛋打入醋内搅匀，放砂锅内煮沸，待稍冷服下。

【主治】疟疾。

方五：

【组成】米醋 500 毫升，威灵仙 50 克。

【制配】将威灵仙用米醋熬成稠膏，摊纱布或棉垫上，疟发前 2 小时贴脐上，保持 6～12 小时，每日 1 次，3～4 次为 1 疗程。

【主治】疟疾。

方六：

【组成】生大蒜 3 瓣。

【制配】大蒜去皮捣烂，以纱布包裹，置于桡动脉上，男左女右，待包裹处皮肤起疱即止。

【主治】寒热往来，反复发作之疟疾。

方七：

【组成】干姜 15 克，白术 9 克。

【制配】将生姜和白术入锅水煎温服。

【主治】疟疾。

蛔虫病

方一：

【组成】食醋 30 毫升。

【制配】将醋煮热温服，6 小时 1 次，连服 2 日。

【主治】蛔虫病。

方二：

【组成】陈醋泡大蒜汁 2～3 碗。

【制配】多食大蒜，或大蒜冲汁和醋混合，1 次服 2～3 碗。

【主治】肠道寄生虫病。

方三：

【组成】茶叶 3 克，陈醋 1 毫升。

【制配】沸水泡茶 5 分钟，滤取茶汁加醋，每日饮 3 次。

【主治】小儿蛔虫性腹痛。

蛲虫病

方一：

【组成】醋 30 毫升。

【制配】将醋加冷开水至 100 毫升，睡前保留灌肠，每日 1 次。

【主治】蛲虫病。

方二：

【组成】大蒜、酒各适量。

【制配】将大蒜去皮泡入酒中密封，7 日后开封口服，每日 2～3 次。成人适宜。

【主治】蛲虫病。

痢疾

方一：

【组成】茶叶 2 克，水 1 碗。

【制配】将茶煎浓服下，每日 3 次。

【主治】痢疾、腹泻。

方二：

【组成】浓茶 1 杯，醋小半杯。

【制配】将浓茶和醋混合 1 次服下，每日服 2～3 次。

【主治】痢疾。

方三：

【制配】将绿茶和鸡蛋入锅加 300 毫升水同煮至蛋熟，蛋去壳再煎至水干，吃蛋，不拘时。

【主治】痢疾。

方四：

【组成】茶叶、生姜各等份。

【制配】清水冲泡茶叶和生姜代茶频饮。

【主治】轻症痢疾。

方五：

【组成】大蒜 1 头，芝麻酱 30 克，醋 30 毫升。

【制配】将蒜捣烂成泥，与芝麻酱、醋同食。

【主治】细菌性痢疾。

方六：

【组成】茶叶 15 克，马齿苋 50 克，红糖 30 克。

【制配】将茶叶、马齿苋、红糖入锅水煎代茶饮，连服 3～8 日。

【主治】细菌性痢疾。

方七：

【组成】米醋、白糖、生萝卜各适量。

【制配】将萝卜去表皮，用凉开水冲洗后，切成薄片，加米醋和白糖拌匀食用，每日 2 次。

【主治】细菌性痢疾。

方八：

【组成】醋浸蒜头适量。

【制配】每次吃 1 头大蒜，每日吃 3 次。

【主治】噤口痢，下痢日久不能食或呕不能食。

方九：

【组成】青茶叶 15～20 克，糯米、盐各适量。

【制配】用青茶叶泡茶饮用。病重者可加糯米 30 粒、盐少许一起下锅炒至黄色，加水煎熬，使味苦咸，可将汁水一起服下，轻者 2 次，重者 2～4 次。

【主治】细菌性痢疾。

细菌性痢疾

方一：

【组成】大黄 12 克，白酒 250 毫升。

【制配】将前 1 味捣碎置容器中，加黄酒密封浸泡，每日振摇 1～2 次，7 日启封，去渣留液。空腹口服。每日 2 次，每次 10 毫升。

【主治】痢疾初起，里急后重。

方二：

【组成】山楂、红砂糖各60克，白酒30毫升。

【制配】将山楂切碎，炒至发黏，置容器中，加入白酒以及200毫升水，文火煮15分钟，去渣留液，入红砂糖搅匀。空腹温饮。每日2次，每次1剂。

【主治】急性细菌性痢疾，急性肠炎。

方三：

【组成】金银花炭12克，大黄炭6克，板蓝根30克，白术、黄芩、连翘各12克，陈皮6克，赤芍、鸡内金（粉）各18克，黄酒100毫升。

【制配】将前8味捣碎，文火水煎2次，共取汁600毫升，再浓缩至半置容器中，加入黄酒及鸡内金粉混匀。口服。每日2次，每次60～80毫升。

【主治】噤口痢。

方四：

【组成】生姜30克，白芍15克，黄酒70毫升。

【制配】前2味使碎，同置容器中，加入黄酒，文火煮沸10分钟，去渣留液。口服。每日1次，每次1剂。

【主治】细菌性痢疾。

方五：

【组成】艾叶、陈皮各10克，白酒500毫升。

【制配】前2味研末，同置容器中，加入白酒，煎至250毫升，去渣留液。空腹。每日2次，每次10～20毫升。

【主治】痢疾腹痛，睡卧不安。

方六：

【组成】地榆100克，制附子15克，白酒800毫升。

【制配】将前2味粗碎置容器中，加入白酒密封浸泡，每日振摇1～2次，5日后启封，去渣留液。温饮。每日3次，每次15～20毫升。

【主治】休息痢。

方七：

【组成】白芍30克，当归、大腹皮各18克，三棱、莪术、厚朴、黄连各10克，山楂、桃仁、神曲各20克，红花12克，木香5克，白酒500毫升。

【制配】将前12味捣碎置容器中，加入白酒密封浸泡，每日振摇1～2次，7日启封，去渣留液。口服。每日2次，每次15～30毫升。

【主治】休息痢。

方八：

【组成】路路通（煅，存性）1个，白酒400毫升。

【制配】将前1味研末置容器中，加入白酒，文火煮沸，待冷去渣留液。口服。每日3次，每次10～20毫升。

【主治】细菌性痢疾。

疟病

方一：

【组成】独头蒜5头，热酒适量。

【制配】将蒜去外皮，捣成烂糊，用热酒冲服。每日服2次，连服2～5日。

【主治】疟疾。

方二：

【组成】干青蒿、干地骨皮各18克，茶叶6克。

【制配】将青蒿、干地骨皮入锅加水适量，煮沸10～15分钟。每日1剂，于疟疾发作前2小时1次服完。

【主治】疟疾。

方三：

【组成】蜂蜜15～30克，白酒适量。

【制配】将白酒稍加热，冲入蜂蜜内调匀。疟疾发作前半小时服用，若不能掌握发作时间，则在发作当月连服3次。

【主治】疟疾。

方四：

【组成】胡桃肉15克，川芎2克，雨前茶9克。

【制配】将胡桃肉、川芎、雨前茶用沸水冲泡。每日1～2剂，于疟疾发作前不拘时趁热频频饮服，到复发时停止。

【主治】疟疾。

方五：

【组成】常山4.5克，槟榔3克，丁香1.5克，乌梅1个，酒150毫升。

【制配】将常山、槟榔、丁香、乌梅用酒煎煮，露一宿。第二天空腹冷服。

【主治】久疟不止。

方六：

【组成】鳖甲、醋、黄酒各适量。

【制配】将鳖甲醋炙后研细末，与黄酒调和。每日3次，连服2～3日。

【主治】疟疾。

方七：

【组成】醋400毫升，小苏打（碱面）3克。

【制配】将醋和小苏打混合。病发前饮用。疟疾初起禁忌食醋。

【主治】疟疾。

病毒性肝炎

方一：

【组成】绿茶、蜂蜜各适量。

【制配】绿茶研末，用蜂蜜调为3克重丸。每日服3～4次，每次服1丸，持续2～3周。

【主治】急性传染性肝炎。

方二：

【组成】白花蛇舌草（鲜品为佳）125 克，甘草 10 克，绿茶 3 克。

【制配】将白花草、甘草入锅加水浸过药面，文火煎至 400 毫升，去渣取汁，以沸药液冲泡绿茶，即可。每日 1 剂，不限时温服。

【主治】肝炎，肝硬化，肝癌。

方三：

【组成】板蓝根、大青叶各 30 克，茶叶 15 克。

【制配】将大青叶洗净，同板蓝根、茶叶混合，加水煮取汁。每日服 2 次，持续 2 周。

【主治】急性肝炎。

第五篇　皮肤科疾病良方

皮肤疾病是最困扰人的一种病，虽不会引起生命危险，但却长期伴随，不仅让身体不适，同时可能引起心理上的一些疾病。所以，最不起眼的皮肤病反倒是最麻烦的。那么，这些发于体表的一些疾病如何用日常的茶酒醋来治愈呢，本章将把各种方法一一道来。

狐臭

方一：

【组成】三年酽醋（陈浓醋）、石灰各适量。

【制配】将石灰用酽醋调匀敷之。

【主治】狐臭。

方二：

【组成】醋 100 毫升，茴香粉 5 克。

【制配】用醋将茴香粉调匀，涂擦腋部。

【主治】狐臭。

方三：

【组成】米醋 100 毫升，茴香粉 5 克。

【制配】将米醋和茴香粉调匀涂擦。

【主治】狐臭。

方四：

【组成】茶叶适量。

【制配】水煎茶叶擦洗局部并洗澡用。

【主治】狐臭。

方五：

【组成】丁香、小辣椒各15克，白芷20克，冰片3克，50%乙醇300毫升。

【制配】前4味研末，加入乙醇，每日振摇1～2次，密封浸泡10日，去渣留液。外用。每日2～4次，每次用温水洗净患处，再用消毒棉球蘸本酒涂擦患处。

【主治】狐臭。

方六：

【组成】白矾20克，密陀僧、滑石各15克，樟脑、冰片各5克，95%乙醇250毫升。

【制配】前5味研末，加入乙醇，每日振摇1～2次，密封浸泡7日，去渣留液。外用。每日3～5次，每次用温水洗净患处，再用消毒棉球蘸本酒涂擦患处。

【主治】狐臭。

方七：

【组成】洗必泰4克，95%乙醇100毫升，香水适量。

【制配】前1味置容器中，加入乙醇溶解，再加香水混匀。外用。10日1次，每次用消毒棉球蘸此酊涂擦患处。

【主治】狐臭。

方八：

【组成】藁本、川芎、细辛、杜衡、辛夷各3克，白酒100毫升。

【制配】前5味研末，加入白酒，密封浸泡1日，文火煎10分钟，去渣留液。外用。不拘时候，每次用消毒棉球蘸本酒涂擦患处。

【主治】狐臭。

多汗脚臭

方一：

【组成】生姜、酒各适量。

【制配】将生姜洗净切片，酒浸24小时后，涂擦手心或脚心，每日2次。

【主治】手、脚汗多。

方二：

【组成】陈醋 50 毫升，大蒜 100 克，花椒 20 克，苦参 10 克。

【制配】将大蒜、花椒、苦参水煎取汁，兑入陈醋中洗脚，每晚睡前洗 1 次，2～3 次见效，7 次可收到良好效果。洗脚时，水温以 40℃左右为宜，水量以淹过踝部为好，双脚放入热水中泡 10 分钟，再用双手在足趾及足心处揉搓 2～3 分钟效果更佳。

【主治】脚汗多。

方三：

【组成】废茶渣适量。

【制配】每日用废茶渣煎汤洗脚，并于每晚睡前撒废茶渣于鞋底。

【主治】汗脚臭脚。

方四：

【组成】水中加醋 20 毫升，大蒜 50 克。

【制配】将大蒜去皮切片，放入醋水中稍煮沸，待温后浸两脚 10～15 分钟，每日 2 次（临睡前 1 次），连用 7～10 天，脚臭便可望消除。

【主治】脚臭。

方五：

【组成】茶叶适量。

【制配】将茶叶咀嚼极烂，涂患处。

【主治】脚趾湿烂瘙痒。

方六：

【组成】米醋 20 毫升。

【制配】将米醋加入温水中搅匀，两脚浸 10～15 分钟，每日中、晚睡前各浸洗 1 次，连浸 7～10 日。

【主治】脚臭。

方七：

【组成】石斛60克，丹参、当归、川芎、杜仲、防风、白术、党参、肉桂、五味子、茯苓、陈皮、黄芪、山药各30克，干姜、牛膝各45克，炙甘草15克，白酒2升。

【制配】前17味研末，加入白酒，每日振摇1～2次，密封浸泡7日，去渣留液。空腹温饮。每日2次，初服10～20毫升，渐加至30毫升。

【主治】脚气。

方八：

【组成】乌药30克，白酒100毫升。入生麝香少许更佳。

【制配】乌药用瓷片刮为屑，加入白酒，密封浸泡1日，去渣留液。空腹温饮。每日2次，每次20～30毫升。

【主治】脚气。

方九：

【组成】牛蒡跟、牛膝、续断各150克，桑白皮、白术、生姜各200克，五加皮、丹参各180克，细辛、肉桂各120克，白酒5升。

【制配】前10味细挫，加入白酒，每日振摇1～2次，密封浸泡7日，去渣留液。口服。每日2次，每次15～30毫升。

【主治】脚气。

稻田皮炎

方一：

【组成】老茶叶、明矾各60克。

【制配】将老茶叶、明矾加水500毫升浸泡煎煮。在下水田前后将手脚各浸泡1次，令其自然干燥，忌用肥皂洗涤。

【主治】稻田皮炎。

方二：

【组成】茶叶、食盐各适量。

【制配】将茶叶入锅水煎，加食盐少许，浸泡患处。

【主治】稻田皮炎。

方三：

【组成】茶枯（又名茶子饼、茶油巴）300克。

【制配】将茶枯粉碎加水3升，煎沸后30分钟即可，待凉后分2～3次使用，分别盛装备用。先以煎出液反复洗涤患处，每次10～20分钟，再用沉渣贴敷患处，每日2～3次。

【主治】稻田皮炎。

方四：

【组成】废茶叶10克，明矾20～30克。

【制配】茶叶加水1500毫升，煎取500毫升，加入明矾溶化，每次下田前浸泡手脚片刻，任其自干。

【主治】稻田皮炎。

痱子

方一：

【组成】绿茶25克，苦参150克，明矾50克。

【制配】将绿茶、苦参、明矾共研末，加水1500毫升煮沸10分钟，清洗患处，每日1剂，洗后药液第2次可煮沸15分钟再洗。

【主治】痱子。

方二：

【组成】茶叶适量。

【制配】将茶叶入锅煎汁清洗。

【主治】痱子。

方三：

【组成】生姜片适量。

【制配】用切好的生姜片擦痱子，几个小时之后就会消退、消失。

【主治】痱子。

方四：

【组成】苦参 20 克，冰片、制雄黄、黄连 10 克，生大黄 20 克，75%乙醇 300 毫升。

【制配】前 5 味（除冰片外）捣碎，加入乙醇，每日振摇 1～2 次，密封浸泡 2～3 日，去渣留液。外用。每日 3～4 次，每次用消毒棉球蘸本酒擦患处 2～3 分钟。

【主治】痱子。

方五：

【组成】鲜地龙 30 克，生茶叶 10 克，75%乙醇 200 毫升。

【制配】前 2 味粗碎，加入乙醇，密封浸泡 3～5 日，去渣留液。外用。每日 3～4 次，每次取本酒少许揉擦患处。

【主治】痱子。

痤疮

方一：

【组成】大黄、硫黄各等份，茶叶适量。

【制配】将大黄、硫黄研细末，茶水调搽。

【主治】痤疮。

方二：

【组成】胡萝卜、黄瓜、白菜、卷心菜、盐、醋各适量。

【制配】将胡萝卜、黄瓜、白菜、卷心菜洗净切片（切丝），撒少许盐压实，半日后以适量香醋凉拌佐餐。

【主治】防治痤疮，减少面部色素沉淀。

方三：

【组成】生大黄 30 克，黄芩 10 克，黄连 9 克，冰片 30 克，75%乙醇 500 毫升。

【制配】前 3 味切碎，加入乙醇、冰醋酸，每日振摇 1 次或 2 次，密封浸泡 10 日，去渣留液，入冰片溶解。外用。每日 1 次或 2 次，每次用消毒棉球蘸本酒擦患处。

【主治】痤疮。

方四：

【组成】冬瓜 1 只，白酒 500 毫升。

【制配】前 1 味切碎，加入白酒、清水等量，文火煎至浓稠，待冷。外用。不拘时候，每次用消毒棉球蘸本酒擦患处。

【主治】痤疮。

方五：

【组成】苦参、百部 30 克，75%乙醇 300 毫升。

【制配】前 2 味捣碎，加入乙醇，每日振摇 1 次或 2 次，密封浸泡 7 日，去渣留液。外用。每日 3 次，每次用消毒棉球蘸本酒擦患处。

【主治】痤疮。

方六：

【组成】重楼 100 克，花椒 50 克，冰片 10 克，白酒 500 毫升。

【制配】前 1 味捣碎，与花椒、冰片混匀，加入白酒，每日振摇 1 次或 2 次，密封浸泡 15 日，去渣留液。外用。每日 3～5 次，每次用消毒棉球蘸本酒擦患处。

【主治】痤疮。

皮肤瘙痒

方一：

【组成】白醋、甘油各适量。

【制配】将白醋与甘油按28∶37的比例混合，每日1次或每星期2次或3次，浴后立即涂抹皮肤。

【主治】皮肤瘙痒。

深部真菌感染

方一：

【组成】细辛、雄黄、百部各15克，高良姜、肉桂各6克，去皮大枫子30克，斑蝥5个，白酒200毫升。

【制配】将上述材料泡成药酒。同时用药酒涂搽患部，每日1次或2次。

【主治】神经性皮炎。

方二：

【组成】斑蝥、雄黄各100克，白酒或75%酒精适量。

【制配】将斑蝥、雄黄放入白酒或75%酒精内浸泡48小时后，过滤备用。涂患处。

【主治】神经性皮炎和顽癣。

方三：

【组成】食醋500克，苦参20克，花椒15克。

【制配】取食醋（老陈醋最佳）放入铁锅内煮沸浓缩成50克，装入干净广口瓶内，再将苦参和花椒洗净放入，浸泡1周后可用（浸泡时间越长越好）。用温开水清洗患部，用消毒棉签蘸食醋糊剂涂搽病变部位，每日早晚各1次。

【主治】神经性皮炎。

方四：

【组成】鲜鸡蛋3～5个，陈醋适量。

【制配】将鸡蛋放入大口瓶内，加入好醋，以浸没鸡蛋为度，密封瓶口，静置10～14天后，取出蛋打开。将蛋清和蛋黄搅和，涂患处皮肤上，经3～5分钟，稍涂一次，每天2次。如果在涂药期间，皮肤发生刺激现象时，可减少涂药次数。

【主治】神经性皮炎。

方五：

【组成】醋适量。

【制配】将醋涂于患处，每日数次。

【主治】神经性皮炎。

方六：

【组成】木鳖子去外壳30克，陈醋250毫升。

【制配】将木鳖子研成细末，放入陈醋内浸泡7天，每日摇动1次。用小棉签或毛刷浸蘸药涂搽受损之皮肤，每日2次，7日为1疗程。

【主治】神经性皮炎。

方七：

【组成】土槿皮200克，升汞2克，苯甲酸120克，甘油200克，水杨酸60克，95%乙醇适量。

【制配】木槿皮捣碎，加入乙醇，每日振摇1次或2次，密封浸泡3日，去渣留液，入后4种溶解，加乙醇至1升。外用。每日1次或2次，每次用消毒棉球蘸本酒涂擦。

【主治】神经性皮炎。

方八：

【组成】斑蝥10个，雄黄、硫黄、白及各15克，轻粉6克，75%乙醇200毫升。

【制配】前5味研末，加入乙醇，每日振摇1次或2次，密封浸泡7日，去渣留液。外用。每日2次或3次，每次用消毒棉球蘸本酒涂擦。

【主治】神经性皮炎。

方九：

【组成】红花、冰片、樟脑各10克，白酒500毫升。

【制配】前3味粗碎，加入白酒，每日振摇1次或2次，密封浸泡7日，去渣留液。外用。每日 3～4 次，每次用消毒棉球蘸本酒涂擦。

【主治】神经性皮炎。

银屑病

方一：

【组成】肉桂、高良姜、细辛各 1.5 克，全斑蝥 10 个，白酒 90 毫升。

【制配】将肉桂、高良姜、细辛和全斑蝥放入白酒内，浸 6～8 日后使用。先将患处用温水洗净，再用药轻涂（注意不要涂到正常皮肤上），每日或隔日 1 次，不应间断。

【主治】银屑病。

方二：

【组成】茶树根 30～60 克。

【制配】将茶树根洗净，略干后切片，加水适量煎成浓汁。每日空腹服 2～3 次。

【主治】银屑病。

方三：

【组成】细茶叶 6 克，水银、乳香、木香各 1.5 克，象牙末、轻粉各 3 克，麝香少许。

【制配】将绿茶叶、水银、象牙末、轻粉、乳香、木香、麝香共研为细末。和鸡蛋、黄蜡、羊油调匀后搽擦。

【主治】银屑病及各种癣症。

方四：

【组成】荸荠 15 个，陈醋 90 毫升。

【制配】把荸荠洗净去皮，切片，浸于醋中，慢火熬约 10 分钟，忌用钢铁锅，等荸荠把醋吸收并变硬时，将其捣成糊状，装瓶封严备用。将此药外敷，纱布盖严包好，每天换 1 次。

【主治】银屑病。

方五：

【组成】蝮蛇1条，人参15克，白酒1000毫升。

【制配】将蛇置于净器中，用白酒1000毫升醉死，加入人参，经7日后取饮。不限时随量频饮。

【主治】银屑病。

方六：

【组成】细辛、制马钱子（不去毛）、制草乌、硫黄、冰片各3克，制雄黄、白矾各6克，75%乙醇100毫升。

【制配】前7味研末，加入乙醇，每日振摇1～2次，密封浸泡7日，去渣留液。外用。每日1～2次，每次用消毒棉球蘸本酒涂患处。

【主治】银屑病。

方七：

【组成】蕲蛇、金环蛇、银环蛇各25克，乌梢蛇100克，眼镜蛇、木防己、七叶莲、鸡血藤、豨莶草、钻肾风各50克，闹羊花125克，石南藤25克，白酒2.5升。

【制配】前12味切碎，加入白酒，每日振摇1次或2次，密封浸泡1年，去渣留液。口服，每日2次或3次，每次15毫升。或外用，每日2次或3次，每次用消毒棉球蘸本酒敷于最严重处。

【主治】银屑病。

方八：

【组成】土槿皮620克，紫荆皮、苦参各310克，大风子、苦楝皮、生地黄榆各150克，千金子150粒，斑蝥100只，蜈蚣3条，樟脑310克，75%乙醇750毫升。

【制配】前5味粗碎，加入乙醇、其余药物（除樟脑外），每日振摇1次或2次，密封浸泡1年，去渣留液，入樟脑溶解。外用。每日1次或2次，每次用消毒棉球蘸本酒涂患处。

【主治】银屑病。

方九：

【组成】丁香、花椒、生半夏、生南星、生马钱子、生白附子各 3 克，黄连、雄黄各 2 克，五倍子、斑蝥各 5 克，白酒 250 毫升。

【制配】前 10 味研末，加入白酒，每日振摇 1 次或 2 次，密封浸泡 7 日，去渣留液。外用。每日 1 次，每次用消毒棉球蘸本酒涂患处至皮肤发热、痛痒。

【主治】银屑病。

带状疱疹

方一：

【组成】米醋 20 毫升，青黛、枯矾各 10 克，黄连 6 克，冰片 1 克，梅花点舌丹 5 克。

【制配】将青黛、枯矾、黄连、冰片、梅花点舌丹共研细粉，用米醋调稀粥状，将疱疹挑破，外涂，每日 2 次。

【主治】带状疱疹。

方二：

【组成】老茶树叶适量。

【制配】将茶树叶研细成末，熬汁调搽，每日 2 次或 3 次，痊愈为止。

【主治】带状疱疹。

荨麻疹

方一：

【组成】银花 3～6 克，蝉蜕 1～3 克，绿茶、甘草各 1 克。

【制配】将银花、蝉蜕、绿茶、甘草共研粗末，以沸水冲泡 10 分钟。或者将上药水煎汁代茶。每日 1 剂，不限时徐徐温饮。

【主治】风疹。

方二：

【组成】生地黄90克，苍术30克，茶叶10克（5岁以下：生地黄9克，苍术3～6克，茶叶1～3克）。

【制配】先将生地黄、苍术加水煎汁，并以沸药汁冲泡茶叶于壶内或杯内。每日1剂，不限时徐徐饮服，至全身出汗为止。

【主治】风疹块等麻疹。

连翘

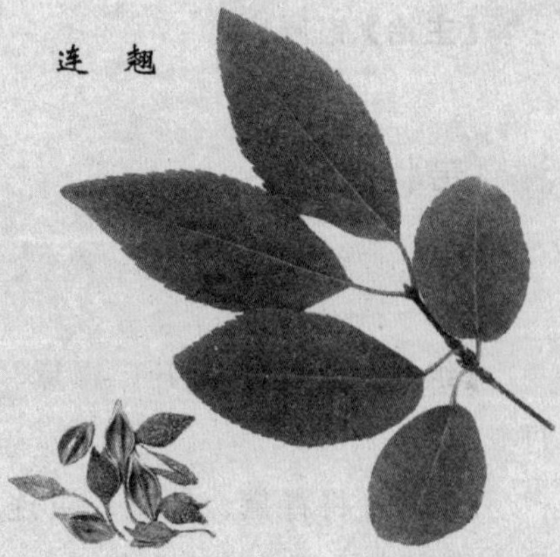

方三：

【组成】连翘6克，牛蒡子5克，绿茶1克。

【制配】将连翘、牛蒡子、绿茶研末，以沸水冲泡或加水煎汁均可，若煎，不宜煎沸过久。每日1剂，不限时代茶温饮。

【主治】风疹。

方四：

【组成】晚蚕砂60克，醇酒200毫升。

【制配】将晚蚕砂炒黄后置于净器中，以200毫升醇酒浸泡，密封，5日后开取，去渣备用。每次空腹服1小杯。

【主治】皮肤瘙痒，瘾疹头风头痛，腹痛转筋，吐泻。

方五：

【组成】石楠叶、地肤子、当归、独活各50克，酒15毫升。

【制配】将石楠叶去粗茎后同地肤子、当归、独活共捣为末，收贮备用。每日服3次，每次用药5～6克，以15毫升酒相煎，数沸后候温，空腹将末同饮服。

【主治】风毒瘾疹。

方六：

【组成】生艾叶10克，白酒100克。

【制配】将生艾叶、白酒入锅共煎至50克左右。顿服，每天1次，连服3天。

【主治】荨麻疹。

方七：

【组成】秦艽、肉苁蓉各15克，独活25克，枳壳、丹参、陆英各18克，松叶50克，清酒1升。

【制配】将枳壳麸炒微黄，与秦艽、独活、肉苁蓉、丹参、陆菜共捣碎细，布包，置于干净的瓶中，以清酒1升浸泡封口，7日后开封，去渣备用。不限时，随量饮服。

【主治】风疹、皮肤如虫行之状。

方八：

【组成】蝉蜕3个，薄荷2克，黄酒5克。

【制配】黄酒加清水250毫升，蝉蜕去土研为细末与薄荷加入酒水内，烧开。温服取微汗。

【主治】风热型荨麻疹。

方九：

【组成】蝉蜕15克，糯米60克，黄酒60毫升。

【制配】将蝉蜕焙酥或晒干研细，糯米炒至焦黄。将炒糯米装入瓷缸内，加水150毫升，用文火煮15分钟，再加入蝉蜕末和黄酒，用武火煎1～2分钟即可。每晚临睡前1次服，服后盖被取微汗效果佳。

【主治】荨麻疹。

头癣

方一：

【组成】白信石0.6克，新鲜生姜（如大拇指头样大小）3块，高度白酒60毫升。

【制配】将白信石、生姜、白酒装入酒瓶内泡2日。取生姜擦患处，每次1～3分钟。力度须适中，以不破皮肤为宜。如擦破皮肤，可用紫药水涂于患处，待愈后继续用。7、8、9月天气炎热不宜用。本药有毒，只能外用，切忌内服。

【主治】头癣。

方二：

【组成】食醋500毫升，细辛（去苗叶）、乌喙、莽草、续断、石南、辛夷仁、皂荚、泽兰（去苗）、白芷、防风（去叉）、白术、松叶、竹叶各60克，猪油250克，生麻油250毫升。

【制配】诸药（除猪油、生麻油外）细锉，同食醋、油一起放入瓷瓶中浸1宿，取出用大铛先下脂油，微火煎1～2沸，余下诸药煎，候白芷色黄即膏成，去渣，以瓷盒盛。创口痒勿搔抓，一夜之后洗去再涂。

【主治】头疮有虫，白秃疮。

方三：

【组成】狼毒、苦参、木槿皮各30克，白酒或75%酒精150毫升。

【制配】将狼毒、苦参、木槿皮放入白酒或75%酒精中，浸泡1周。外用涂搽，每日4～6次。

【主治】白癣或黄癣。

方四：

【组成】陈醋500克。

【制配】取醋放瓷锅内用文火煎熬成膏状，不得熬糊，有黏性时收瓶备用。事先剪掉周围长发，用洗头膏浸洗头皮，刮去头皮硬痂，以能忍受为度，后用清水冲净、揩干。取药膏涂搽，每周敷药2～3次。每次用前皆需刮痂。涂后有痛感为佳。忌用铁器熬药。

【主治】顽固性头癣。

手、足、甲癣

方一：

【组成】大蒜2头，陈醋50毫升。

【制配】将蒜捣烂，用醋拌好。浸泡患处。

【主治】手癣。

方二：

【组成】苦参、青核桃皮、木模皮各 20 克，酒或 95%酒精 300 毫升。

【制配】将苦参、青核桃皮、木模皮捣碎，加入烈酒或 95%酒精 300 毫升，1 周后用。将脚用温水洗净后，用药棉蘸汁涂搽，每日 2～3 次。

【主治】脚癣经久不愈，脱皮奇痒。

方三：

【组成】大蒜 15 克，麝香 0.5 克，15%醋酸 100 毫升。

【制配】将大蒜捣烂为泥，与麝香和匀，加入醋酸装瓶备用。清洗患处，用消毒棉签蘸汁涂患处，每日 2 次。

【主治】体癣及足癣。

方四：

【组成】皂角 250 克，苦楝皮 50 克，醋 1000 毫升。

【制配】将皂角、苦楝皮打碎，浸泡于醋内，历时 7 日，滤出药液。先用温开水洗净患处，再用此液浸泡擦洗患处 5～15 分钟。

【主治】手足癣、甲癣。本方善治手足癣及甲癣所致的手足瘙痒，脱皮、指（趾）甲变形、增厚等症。严重感染者禁用此方。

方五：

【组成】上荆皮根 90 克，白酒 250 毫升。

【制配】将上荆皮根放入白酒中浸一周后外搽患处。

【主治】足癣。

方六：

【组成】陈醋 500 毫升，百部、藿香、明矾、石榴皮各 30 克，苦参、黄柏、蛇床子、黄精各 15 克，生杏仁、露蜂房各 10 克。

【制配】这 10 味药水煎 25 分钟，最后入醋煎 5 分钟。趁热先熏后洗，1 剂用 2 日，1 日 2 次或 3 次，1 次 30 分钟，10 次为 1 疗程。如不痊愈，休息 3 日后，再按原方法熏洗。

【主治】手癣。

方七：

【组成】米醋15毫升。

【制配】将米醋入锅煮沸待温后浸泡患处，每日1次或2次，每次10～20分钟。

【主治】手、脚癣。

方八：

【组成】大黄100克，米醋1000毫升。

【制配】将大黄加入米醋中浸泡10天，用该液浸泡患手，每次20分钟。1周为1疗程，儿童宜浸泡10～15分钟。

【主治】手癣。

方九：

【组成】木槿皮30克，川椒、苦参各20克，黄柏10克，陈醋适量。

【制配】将木槿皮、川椒、苦参、黄柏入锅水煎浓缩，再加陈醋混合，外洗。

【主治】鹅掌风。

花斑癣

方一：

【组成】硫黄30克，陈醋100毫升。

【制配】将硫黄研末浸醋1周，以棉花蘸药液擦患处。每日3～4次，以轻度出血为度。

【主治】花斑癣。

方二：

【组成】土荆皮、丁香各10克，75%酒精或纯白酒100毫升。

【制配】将土荆皮、丁香用酒浸1周后取液外涂。

【主治】汗斑。

脓疱疮

方一：

【组成】陈醋120毫升，猪胆1个。

【制配】先将醋倒在小锅内熬，10多分钟后，倒入猪胆汁；共煎至膏状，取出凉凉。先将患处用温开水洗净，再将此膏涂上，每日换1次或2次。

【主治】黄水疮。

方二：

【组成】干姜10克，栀子30克，冰片3克，醋适量。

【制配】将干姜、栀子、冰片共研细末。用醋调匀涂患处。每日1次。

【主治】黄水疮。

方三：

【组成】白酒少许，花椒末、米醋各适量。

【制配】将花椒粉、米醋、白酒混合搅匀，涂患处，每日3～5次，连用3～5日。

【主治】黄水疮。

方四：

【组成】莲房、浓茶、食油各适量。

【制配】将莲房烤焦（烧成白灰无效），研为细末，过筛，贮瓶备用。先用浓茶将创面洗净，取末均匀撒在创面上，渗湿再撒，直至创面干燥后，用食油将痂洗净，取药末用食油调糊状，外敷创面，每日2～3次。

【主治】黄水疮。

疥疮

方一：

【组成】苦参子、土荆皮、花椒、樟皮、白及、姜、百部、槟榔各30克，木通90克，高粱酒750毫升。

【制配】将上述药材共捣碎，布包，置于净瓶中，用750毫升高粱酒浸泡，经3～5日，去渣备用。

【主治】疥疮。

方二：

【组成】剪草、酒各适量。

【制配】用剪草浸酒。不限时饮服。

【主治】虱疮疥癣。

方三：

【组成】百部根适量。

【制配】将百部根火炙浸酒。空腹饮之。

【主治】疥癣。

方四：

【组成】水菖蒲1500克，米、曲各适量。

【制配】前1味粗碎，加入清水3.5升，文火煮取500毫升，去渣留液，入米、曲密封，常规酿酒，后去糟留液。口服。不拘时候，随量饮用。

【主治】疥疮。

方五：

【组成】硫黄、制雄黄各50克，百部100克，苦参、花椒、樟脑各30克，密陀僧36克，蛇床子60克，冰片5克，95%乙醇800毫升。

【制配】诸药粗碎，加入乙醇，每日振摇1次或2次，密封浸泡3～7日，去渣留液。外用。每日2次，每次用热水洗净患处，除去痂皮、拭干，再取药液涂擦。

【主治】疥疮。

方六：

【组成】白鲜皮19克，百部30克，苦参、川楝子、萹蓄、蛇床子、石榴皮、藜芦各10克，皂角刺、羊蹄草各20克，白酒2升。

【制配】前10味粗碎，加入白酒，每日振摇1次或2次，密封浸泡7日，去渣留液。外用。每日1次，每晚临睡前用消毒棉球蘸本酒涂擦。

【主治】疥疮。

方七：

【组成】硫黄、制雄黄各50克，百部100克，密陀僧36克，蛇床子60克，冰片5克，95%乙醇800毫升。

【制配】前6味研末，加入乙醇，每日振摇1～2次，密封浸泡3～5日，去渣留液。外用。每日2次，每次用热水洗净患处，除去痂皮、拭干，再取药液涂擦。

【主治】疥疮。

方八：

【组成】龟甲50克，白酒750毫升。

【制配】前1味炒至微黄，加入白酒，每日振摇1～2次，密封浸泡30日，去渣留液。口服。每日2次，每次15～20毫升。

【主治】疥疮。

酒渣鼻

方一：

【组成】硫黄30克，白矾、轻粉各1.5克，白酒适量。

【制配】将硫黄、白帆研为末与轻粉和白酒混合后，隔水煮1小时。搅匀后涂患处。

【主治】酒渣鼻。

方二：

【组成】麻黄、麻黄根各30克，白酒500毫升。

【制配】用500毫升白酒浸泡麻黄和麻黄根，约煮1小时，露1宿，去渣，收贮备用。每日早、晚各饮2～3小杯，1～5日出脓，10余日则脓尽，渐愈。

【主治】酒渣鼻。

方三：

【组成】硫黄 40 克，烧酒 500 克。

【制配】把硫黄放入烧酒中煮，逐渐添加，待干。用口涎在手心化开，搽鼻上。

【主治】酒渣鼻。

方四：

【组成】轻粉、硫黄各 15 克，生大黄、百部各 50 克，95%乙醇 300 毫升。

【制配】前 4 味研末，加入乙醇，每日振摇 1～2 次，密封浸泡 6～10 日，去渣留液。外用。每日 2 次，每次用温开水洗脸，然后用棉球蘸药液涂擦 3～5 分钟。

【主治】酒渣鼻。

方五：

【组成】生麻黄节、生麻黄根各 80 克，白酒 1.5 升。

【制配】前 2 味切碎，加入白酒，密封，武火煎至 30 分钟，待凉，去渣留液。口服。每日 2 次，每次 20～25 毫升。

【主治】酒渣鼻。

脱发

方一：

【组成】老姜数片，高粱酒适量。

【制配】将老姜浸泡在高粱酒中，2～3 日。用力擦无发处，半月后，头发即可再生。

【主治】脱发。

方二：

【组成】冬虫夏草 60 克，白酒 240 毫升。

【制配】冬虫夏草浸酒内7昼夜备用。用毛刷沾酒外搽患处1～2分钟，早晚各1次。

【主治】脱发。

方三：

【组成】芝麻花、鸡冠花各60克，樟脑1.5克，白酒120毫升。

【制配】将芝麻花、鸡冠花弄碎，浸泡于酒中，密封，15日后过滤，再将樟脑入药酒中，使之溶化，备用。以药棉蘸药酒，涂搽脱发区，每日搽3次或4次。

【主治】脱发。

方四：

【组成】醋150毫升。

【制配】将醋加水200毫升，于火上加热，趁热洗头，每日1次。

【主治】脱发，瘙痒。

方五：

【组成】生姜、醋各适量。

【制配】用生姜蘸醋磨汁，频搽患处。

【主治】斑秃。

鸡眼

方一：

【组成】大蒜1头，醋适量。

【制配】将大蒜捣如泥，调醋，割鸡眼表面粗糙角膜层（以刚出血为度）用盐水（温开水2000毫升加生盐5克溶化）浸20余分钟，使其皮软化，抹干。将蒜泥塞满切口，用消毒纱布、绷带和胶布包好。每日或隔日换1次。5～7日为1疗程。

【主治】鸡眼。

方二：

【组成】补骨脂 40 克，95%的酒精、黄酒、骨脂各适量。

【制配】将补骨脂浸泡于酒精中，经 36 小时左右即可使用。先用温开水将鸡眼泡柔软后，用小刀削去其外皮，涂以黄酒，再涂擦骨脂，隔 2 小时涂擦 1 次，连续 3～5 次，至多 10 次。

【主治】鸡眼。

方三：

【组成】乌梅 30 克，醋 250 毫升。

【制配】将乌梅与醋浸泡 1～2 周或将乌梅研末浸泡 3 日。用浸液揉擦患处，每日 3 次。

【主治】鸡眼。

方四：

【组成】补骨脂 300 克，75%乙醇 600 毫升。

【制配】补骨脂捣碎，加入乙醇，每日振摇 1～2 次，密封浸泡 7 日，去渣留液。外用。每日 1 次，先用温水洗净，再用小刀刮去厚皮，然后用消毒棉球蘸本酒涂擦患处。

【主治】鸡眼。

方五：

【组成】水杨酸 85 毫升，苯甲酸 10 克，磺胺结晶、普鲁卡因各 2～3 克，樟脑 0.2 克，白砂糖适量，高粱酒适量。

【制配】前 5 味研末，加入高粱酒、白砂糖调成膏状。外用。先用温水浸泡、拭干，再取打孔胶布贴于患处，取少量本品敷在鸡眼体上。

【主治】鸡眼。

白癜风

方一：

【组成】赤芍 6 克，川芎 5 克，桃仁（研碎），红花、鲜姜（切）各 9 克，老葱（切）3 根，红枣 7 个，麝香（绢包）0.15 克，黄酒适量。

【制配】先用黄酒 350～400 毫升将前七味药煎至 70～80 毫升时，滤去渣滓，再将麝香（绢包）入酒内煎 4～5 沸即可。每晚睡前服，其余时间服药效果不显著。1 剂药连续煎服两晚，停药一晚，以免影响食欲，如此连服 10 剂。

【主治】白癜风。

方二：

【组成】乌梢蛇 180 克，防风、桂心、白蒺藜各 60 克，羌活 90 克，白酒 50 毫升。

【制配】将上述药物装入纱布袋内，扎紧口，盛入酒坛内，注入白酒，盖子盖严。每日搅拌 1 次，浸泡 7 日，即可饮用。

【主治】风湿，血瘀，白癜风等症。

方三：

【组成】补骨脂 30 克，菟丝子、白蒺藜各 10 克，红花、僵蚕各 6 克。

【制配】将上述药材浸于 60 度白酒中，一周后取汁外涂。每日 1～2 次。

【主治】白癜风。

方四：

【组成】生姜适量，75%酒精或纯白酒适量。

【制配】将生姜浸于 75%酒精或纯白酒内成糊状后搽敷患处。

【主治】白癜风。

方五：

【组成】密陀僧、陈醋各适量。

【制配】将密陀僧捣为细末，用醋调匀后搽患处。

【主治】白癜风。

方六：

【组成】乌梢蛇（去头、皮、鳞片）180 克，防风、白蒺藜、肉桂、五加皮各 60 克，天麻、羌活、牛膝、枳壳各 90 克，熟地黄 120 克，白酒 2 升。

【制配】前1味用黄酒浸透，去骨刺，切段，文火炒至微黄，与其余9味药末置容器中，加入白酒，每日振摇1次或2次，密封浸泡7～14日，去渣留液。口服。每日3次，每次10～15毫升。

【主治】白癜风。

方七：

【组成】无花果叶6片，白酒150毫升。

【制配】前1味切碎，加入白酒，每日振摇1次或2次，密封浸泡7日，去渣留液。外用。不拘时候，每次取本酒涂擦患处。

【主治】白癜风。

方八：

【组成】蛇床子、苦参40克，土槿皮20克，薄荷脑10克，75%乙醇1升。

【制配】前4味研末，加入乙醇80毫升浸泡6小时，再加入乙醇920毫升，每日振摇1次或2次，密封浸泡7日，去渣留液。外用。每日2～5次，每次用消毒棉球蘸本酒涂患处。

【主治】白癜风。

方九：

【组成】补骨脂30克，前胡20克，防风10克，75%乙醇200毫升，氯仿50毫升。

【制配】前2味粗碎，加入乙醇；防风粗碎，加入氯仿。两者均每日振摇1次或2次，密封浸泡7日，去渣留液，后混合药液。外用。每日2次或3次，每次用消毒棉球蘸本酒涂患处至该处皮肤发红。

【主治】白癜风。

疣

方一：

【组成】大蒜、酒各适量。

【制配】将大蒜捣烂放酒精中浸泡，1周以后将上述药液倒出，用脱脂棉球蘸药液涂患处。每日 2 次，注意保护正常皮肤。若出现皮肤发红起水疱，可暂停 1～2 日再用，以愈为度。

【主治】扁平疣。

方二：

【组成】生姜、醋各适量。

【制配】将生姜捣烂取汁，加醋调匀，搽患处，每日数次。

【主治】寻常疣。

方三：

【组成】紫皮大蒜 2 瓣，75％酒精适量。

【制配】将大蒜捣成糊状备用。用胶布将疣根基部皮肤粘贴遮盖，经 75％酒精消毒后，用无菌刀剪破疣体的头部，以见血为度，随即用适量蒜泥敷疣体及破损处，然后用胶布包盖，一般 4～5 日后，疣即可脱落，不愈者可再治 1 次，如惧怕切破疣体，可将蒜瓣切开深擦疣体，每日 6～8 次，一般 20 余日疣体即自行脱落。

【主治】寻常疣。

方四：

【组成】豌豆 50 克，75％乙醇或白酒 100 毫升。

【制配】将豌豆研碎，浸泡于酒精或白酒内 24～48 小时后，过滤。涂擦疣体上，每日 5～10 次。

【主治】寻常疣。

方五：

【组成】优质米醋 180 毫升，鲜鸡蛋 1 个。

【制配】将洗净的鸡蛋放入玻璃瓶中，倒入米醋盖紧，经 48 小时后，蛋壳会被软化，用筷子将蛋皮挑破，把蛋清、蛋黄与醋搅匀即可使用。每次涂擦 2 次或 3 次。

【主治】寻常疣。

方六：

【组成】香菇30克，山芝麻根20根，牡荆根、地骨皮、射干各15克，白酒500毫升。

【制配】将香菇、山芝麻根、牡荆根、地骨皮、射干共放入酒中密封浸泡1周，每日振荡1次。滤去药渣即可服用。每日1次，每次30毫升，连服2～4剂。

【主治】寻常疣。

方七：

【组成】醋200毫升。

【制配】先将醋加热浓缩至100毫升，待醋液冷却后涂患处，每日3次。

【主治】扁平疣。

方八：

【组成】了哥王果50克，95%乙醇50毫升。

【制配】前1味捣碎，加入乙醇，每日振摇1次或2次，密封浸泡14日，去渣留液。外用。每日1次，每次先取0.1%新洁尔灭液消毒，再用消毒三棱针挑破疣体，然后取本酒涂擦4～5分钟。

【主治】寻常疣。

方九：

【组成】乌梅、藜芦、千金子、急性子各30克，75%乙醇500毫升。

【制配】前4味粗碎，加入乙醇，每日振摇1次或2次，密封浸泡10日，去渣留液。外用。每日2～3次，每次先拔除疣体刺状物，再用消毒棉球蘸药涂于患处。

【主治】单发或多发的寻常疣。

冻疮

方一：

【组成】老白姜100克，白酒200毫升。

【制配】将老白姜切片浸入酒中，3日后摇匀，每日涂患处。

【主治】冻疮。

方二：

【组成】樟脑10克，花椒50克，干辣椒3克，95％酒精或纯白酒100毫升，甘油30毫升。

【制配】用酒精或酒浸泡樟脑、花椒、干辣椒后外涂，每日5～7次。皮肤已溃损者不宜使用。

【主治】冻疮。

方三：

【组成】醋适量。

【制配】将醋入锅加热后湿敷患处。

【主治】冻疮初起。

方四：

【组成】醋适量。

【制配】将醋入锅煮热，趁温热敷，每日2次或3次。

【主治】冻疮。

方五：

【组成】辣椒2个，醋适量。

【制配】用醋浸泡辣椒30分钟，涂患处。

【主治】冻疮。

方六：

【组成】花生皮、醋、樟脑、酒精各适量。

【制配】先将花生皮炒黄，研碎过筛成粉末，每50克加100毫升醋，调成糊状，放入樟脑粉1克，酒精少许调匀，将药厚厚一层敷于患处，再用纱布包好固定，一般轻症2～3日可愈。

【主治】冻疮初期红肿发痒未溃者。

方七：

【组成】醋适量。

【制配】将醋入锅烧热待温后洗足，研藕敷之。

【主治】足上冻疮。

方八：

【组成】热酒、姜汤各适量。

【制配】将热酒和姜汤混合后适量灌服。

【主治】冻“死”、冻僵。

方九：

【组成】丁香 15 克，黄酒 100 毫升。

【制配】丁香研末，加入黄酒，隔水文火加热，呈糊状。外用。每日 1 次，每次取药糊敷患处。

【主治】冻疮。

硬皮病

方一：

【组成】红花、桂枝各 10 克，50％乙醇 20～30 毫升。

【制配】前 2 味粗碎，加入乙醇，每日振摇 1～2 次，密封浸泡 7 日，去渣留液。外用。隔日 1 次，每次取 5～10 毫升酒乘热温熨、按摩患处 15～30 分钟，至局部皮肤发红并有灼热感。

【主治】硬皮病。

方二：

【组成】黄芪、当归各 15 克，黄鳝 1 条，黄酒适量。

【制配】前 3 味粗碎，加入黄酒，文火炖至肉熟。晨起空腹口服。每日 1 次，每次 1 剂，食肉饮汤。

【主治】硬皮病。

方三：

【组成】制附子60克，羊肉1000克，生姜100克，花椒、黄酒各适量。

【制配】前3味粗碎，加入清水、黄酒、花椒，文火煮至肉熟。晨起空腹口服。每日1次，每次1剂，食肉饮汤。

【主治】硬皮病。

方四：

【组成】党参、黄芪、肉苁蓉各30克，鹿角霜60克，黄酒1升。

【制配】前4味粗碎，加入黄酒，每日振摇1～2次，密封浸泡10日，去渣留液。睡前口服。每日1次，每次10～20毫升。

【主治】硬皮病。

皮肤瘙痒

方一：

【组成】百部草180克，75%乙醇360毫升。

【制配】前1味粗碎，加入乙醇，每日振摇1～2次，密封浸泡7日，去渣留液。外用。每日3次，每次用消毒棉球蘸本酒擦患处。

【主治】皮肤瘙痒。

方二：

【组成】枳实、白酒各适量。

【制配】前1味研细末。口服。每日2次，每次取药末6～10克，用白酒15～20毫升送服。

【主治】周身瘙痒不止。

方三：

【组成】何首乌、丹参各30克，蝉蜕15克，防风10克，黄酒300毫升。

【制配】前4味入黄酒，文火煎至减半，去渣留液。口服。每日2次，每次1/2剂。

【主治】皮肤瘙痒（血虚型）。

方四：

【组成】蝮蛇25克，人参15克，10度高粱酒1升。

【制配】前2味置容器中，加入高粱酒，每日振摇1次或2次，密封浸泡6个月，去渣留液。口服。每日1次或2次，每次5～6毫升。

【主治】皮肤瘙痒症。

方五：

【组成】黄芪、防风、桂枝、天麻、萆薢、白芍、当归、云母、白术、茵芋、木香、淫羊藿、甘草、续断各30克，白酒1升。

【制配】前14味捣碎，加入白酒，每日振摇1次或2次，密封浸泡5～10日，去渣留液。温饮。不拘时候，每次10毫升。

【主治】皮肤瘙痒。

方六：

【组成】蝉蜕、白鲜皮、蛇床子、百部各30克，白酒500毫升。

【制配】前4味捣碎，加入白酒，每日振摇1次或2次，密封浸泡5～10日，去渣留液。外用。不拘时候，每次用消毒棉球蘸本酒擦患处。

【主治】皮肤瘙痒。

虱

方一：

【组成】蛇床子、百部各25克，50％乙醇100毫升。

【制配】前2味粉碎，加入乙醇，密封浸泡1日，去渣留液。外用。不拘时候，每次用消毒棉球蘸本酒擦患处。

【主治】头虱。

方二：

【组成】百部150克，苦参15克，硫黄、地肤子各10克，白酒500毫升。

【制配】诸药粗碎，加入白酒，每日振摇1次或2次，密封浸泡3日，去渣留液。外用。每日2～3次，每次用消毒棉球蘸本酒擦患处。

【主治】头虱，阴虱。

方三：

【组成】百部根100克，槟榔10克，白酒适量。

【制配】前2味粗碎，加入清水文火煎取汁，再加白酒混匀，文火煮沸。外用。每日1次，每次用本酒洗头。

【主治】头虱。

方四：

【组成】百部250克，烟叶6克，白果仁10克，芦荟6克，白酒500毫升。

【制配】前4味捣碎，加入白酒，每日振摇1～2次，密封浸泡3日，去渣留液。外用。每日2次，每次先剃阴毛、洗净，再用消毒棉球蘸本酒擦患处。

【主治】阴虱。

第六篇 五官科疾病良方

人类是最好面子的动物，而五官就居于“面子”上，如果面子上出了什么问题，实在是让人不舒服，本章就是为面子上出现的一些状况找到一些解决的办法。

结膜炎

方一：

【组成】韭菜根、橘叶各适量。

【组成】木耳 25 克，绿茶叶 10 克，鸡蛋 2 个。

【制配】将木耳洗净同绿茶叶、鸡蛋入锅加水 2 碗煮成 1 碗，1 次服完，喝汤吃木耳、鸡蛋。

【主治】红眼病，眼痛灼热、红肿流泪、刺痛畏光。

方二：

【组成】盐少许，浓茶汁适量。

【制配】将浓茶汁和盐调匀洗患眼或者用水冲泡盐水 7 分钟，每日饮 4～6 次。

【主治】结膜炎，眼部充血。

方三：

【组成】鸡蛋数个，茶叶适量。

【制配】将茶叶和鸡蛋一同入锅煮，每日 3 次，每次吃 2 个茶蛋，连用 3～5 日。

【主治】急性结膜炎。

方四：

【组成】茶叶 25 克。

【制配】将茶叶入锅煎汁洗眼。

【主治】溃疡性睑缘炎（烂眼边）。

麦粒肿与夜盲

方一：

【组成】鲜生地黄 20 克，醋适量。

【制配】将鲜生地黄洗净捣烂，取汁与等量醋调匀，擦患处，每日 3 次或 4 次。

【主治】麦粒肿。对于红痛较重，并有明显目全肿者特效。

方二：

【组成】绿茶 1 克，决明子 10 克（文火炒至鼓起），冰糖 25 克。

【制配】将绿茶、冰糖和炒好的决明子用沸水冲泡代茶饮，分 3 次饭后服，每日 1 剂。

【主治】夜盲，青光眼。

白内障及其他眼病

方一：

【组成】肉苁蓉 125 克，枸杞子、巴戟天、菊花各 65 克，糯米 1250 克，酒曲适量。

【制配】前 4 味粗碎，加清水文火煎至 3 升，与蒸熟的糯米、酒曲末搅匀，密封，常规酿酒，酒熟后去糟留液。空腹温饮。每日 2 次，每次 10～20 毫升。

【主治】白内障。

方二：

【组成】熟地黄、菟丝子各 60 克，枸杞子 30 克，车前子 45 克，白酒 1.5 升。

【制配】前 4 味粗碎，加入白酒，每日振摇 1～2 次，密封浸泡 14 日，去渣留液。口服。每日 2 次，每次 10～20 毫升。

【主治】白内障。

方三：

【组成】当归、川芎、大黄、草决明、龙胆草、薄荷、黄连、黄芩、荆芥、防风、栀子各9克，黄酒800毫升。

【制配】前11味粗碎，加入黄酒，文火煎至300毫升，去渣留液。口服。每日3次，每次20～30毫升。

【主治】白内障。

方四：

【组成】天冬、茯苓、麦冬、菊花、枸杞子、牛膝、肉苁蓉各40克，熟地黄、生地黄、青葙子各35克，菟丝子、草决明各25克，人参、杏仁、五味子、甘草、枳壳、黄连各15克，山药、川芎各20克，蒺藜花24克，石斛50克，防风30克，犀牛角、羚羊角各3克，白酒3升。

【制配】诸药使碎，加入白酒，每日振摇1～2次，密封浸泡15日，去渣留液。口服。每日2次，每次10～20毫升。

【主治】白内障。

方五：

【组成】猪肝1具，鸡蛋2个，豆豉10克，葱白若干。

【制配】将豆豉煎汁去渣，猪肝去筋膜切碎，葱白去须洗净，葱、肝同入豆豉汁中煮开即可，分2次饮食。

【主治】视疲劳症，久视近物，眼胀沉重，视物模糊，头晕头痛，远视无力。

方六：

【组成】绿茶1克，桑叶、菊花各15克，甘草5克。

【制配】将绿茶、桑叶、菊花、甘草入锅加350毫升水煮沸5分钟，分3次饭后服，每日1剂。

【主治】慢性青光眼，目硬瞳浊，渐至失明。

方七：

【组成】五倍子细末 30 克，醋适量。

【制配】用醋调五倍子细末为糊。先洗净眼睑，再涂药糊于眼睑边缘 2 毫米处，每日 1 次，连涂 3～10 次，可望矫正。

【主治】倒睫。

方八：

【组成】绿茶适量。

【制配】将绿茶用沸水泡饮，每日 2 杯。此方可控制病情，但切不可用红茶代替绿茶。

【主治】白内障。

方九：

【组成】茶叶 30 克。

【制配】用 2 茶杯沸水泡开茶叶，冷后用湿茶贴敷仰卧的患者眼睑周围，轻轻启合眼睑数次，会有热泪流出，不久疼痛消失。每隔半小时换茶叶 1 次，7 次或 8 次即愈，或用湿茶叶贴住双眼一夜。

【主治】电光性眼炎。

耳鸣

方一：

【组成】木耳 3 克，糯米糖、绿豆各 500 克，白酒 1000 毫升。

【制配】前 3 味粗碎，加入白酒，每日振摇 1 次或 2 次，密封浸泡 21 日，去渣留液。口服。每日 2 次，每次 15～30 毫升。

【主治】耳鸣。

方二：

【组成】铁 1 块，石菖蒲、磁石各 20 克，穿破石 50 克，粳米 200 克，酒曲适量。

【制配】前 4 味粗碎，加水煎取汁，入米煮熟，密封，常规酿酒，后去糟留液。口服。不拘时候，随量饮用。

【主治】耳鸣。

方三：

【组成】桑椹1000克，柠檬5个，白砂糖100克，米酒1.8升。

【制配】前2味粗碎，加入米酒，每日振摇1～2次，密封浸泡20日，加入白糖溶解，去渣留液。口服。每日2次，每次50～60毫升。

【主治】耳鸣。

方四：

【组成】磁石30克，熟地黄9克，山茱萸、制附子、苍耳子各6克，肉桂、羌活、川木通、防风、山药、石菖蒲、远志、蔓荆子、川芎、细辛、茯苓、干姜、菊花各3克，米酒1升。

【制配】前18味研末，加入米酒，每日振摇1～2次，密封浸泡15日，去渣留液。口服。每日2次，每次15～30毫升。

【主治】耳鸣。

方五：

【组成】川木通、石菖蒲各250克，磁石15克，白酒1.7升。

【制配】前3味细锉，加入白酒，每日振摇1～2次，密封浸泡3～7日，去渣留液。饭后口服。每日2次，每次20～30毫升。

【主治】耳鸣。

耳聋

方一：

【组成】天花粉100克，白酒1升。

【制配】前1味粗碎，加入白酒，文火煮2～3沸，去渣留液。口服。不拘时候，随量饮用。

【主治】耳聋。

方二：

【组成】麦冬、枸杞子、白术、党参、茯苓各50克，陈皮、当归、川芎、生地黄、熟地黄、枣树皮各30克，羌活、五味子各20克，肉桂10克，大枣500克，冰糖1000克，白酒5升。

【制配】前15味捣碎，加入白酒密封，文火隔水加热1.5小时，待温入冰糖溶解，埋入土中7日后取出，去渣留液。口服。每日3次，每次10毫升。

【主治】耳聋。

方三：

【组成】苍耳子、防风、黄芪、茯苓、独活、牛蒡子、生地黄各30克，薏苡仁、川木通各20克，人参15克，肉桂12克，白酒1升。

【制配】前11味捣碎，加入白酒，每日振摇1～2次，密封浸泡7日，去渣留液。空腹口服。每日1次，每次10毫升。

【主治】耳聋。

方四：

【组成】磁石150克，山茱萸60克，熟地黄90克，川木通、防风、山药、石菖蒲、远志、制天雄、蔓荆子、菊花、川芎、细辛、肉桂、干姜、茯苓各30克，白酒30升。

【制配】前16味粗碎，加入白酒，每日振摇1～2次，密封浸泡7日，去渣留液。口服。不拘时候，随量饮用。

【主治】耳聋。

鼻疮

方一：

【组成】大蒜适量。

【制配】将大蒜去皮切片贴足心，收效即止。

【主治】鼻疮。

方二：

【组成】鸡蛋1个，米醋适量。

【制配】将鸡蛋去蛋黄留蛋清在壳内，加米醋适量，置火上微沸取下，反复3次，趁热服用。

【主治】鼻塞。

方三：

【组成】芫花根30克，75％乙醇100毫升。

【制配】前1味研末，加入乙醇，每日振摇1～2次，密封浸泡14日，去渣留液。外用。每日1次，每次用消毒棉球蘸本酒塞入鼻腔1～2小时。

【主治】鼻炎。

方四：

【组成】辛夷、白芷各9克，藁本、甘草、当归各18克，羊脊髓250克，黄酒3升。

【制配】羊脊髓粗碎，加水文火煮沸，与捣碎的前5药置容器中，加黄酒，每日振摇1次或2次，密封浸泡3～5日，去渣留液。温饮。每日2次，每次15毫升。

【主治】鼻炎。

鼻衄

方一：

【组成】冷开水300毫升，食盐5克，醋100～150毫升（都是一次量）。

【制配】用冷开水将食盐充分溶化，先饮盐开水，间隔2～3分钟，再饮醋，早晚各1次，连服3日。

【主治】鼻衄。胃酸过多、上腹不适、恶心等胃肠有病者忌用。

方二：

【组成】醋适量。

【制配】将蘸了醋的棉球塞入出血鼻孔内。

【主治】鼻衄。

方三：

【组成】葱汁、酒、醋各适量。

【制配】将葱汁、酒、醋混合后取少许（2～3 滴）滴鼻。或大葱连根 1 把，洗净捣烂压取汁，棉球蘸葱汁紧塞衄血之鼻孔。

【主治】鼻衄。

方四：

【组成】绿茶 1 克，鲜丝瓜 200 克。

【制配】将丝瓜去皮切片，加水 450 毫升煮沸 3 分钟，加入绿茶，分 3 次服，日服 1 剂。

【主治】鼻衄。

方五：

【组成】鲜嫩葱叶 1～2 根。

【制配】将葱叶剖开，用棉球在葱叶内膜上蘸取葱汁，塞入出血鼻孔。

【主治】鼻衄。

方六：

【组成】莱菔子 100 克，白酒 150 毫升。

【制配】前 1 味研末，加入白酒，文火煎 1～2 沸，去渣留液。睡前口服。每日 1 次，每次 10～20 毫升。

【主治】鼻出血。

栀子

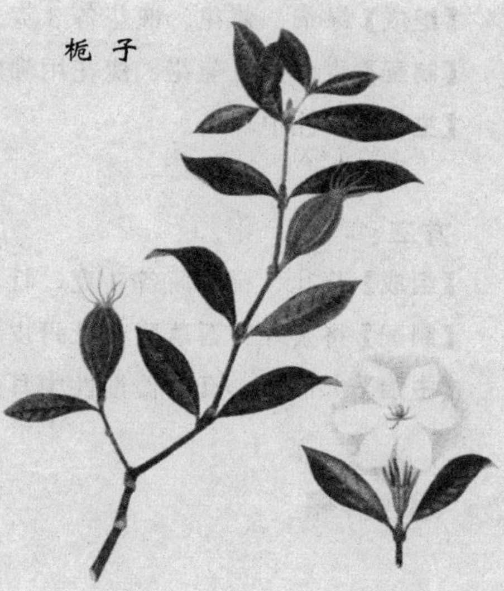

方七：

【组成】栀子 50 克，三七末 3 克，百草霜 15 克，黄酒 300 毫升。

【制配】前 3 味粗碎，加入黄酒，煎至减半，去渣留液。口服。每日 3 次，每次 1/3 剂。

【主治】鼻出血。

鼻痈

方一：

【组成】鸡蛋清 1 份，米醋适量。

【制配】将鸡蛋清留壳内，加入米醋适量，用铁丝架置火上微沸，取下，再置火上微沸再取下，如此 3 次即成，趁热服下。

【主治】鼻疮，头痛，咽干咳嗽。

方二：

【组成】黄连 15 克，枯明矾 22.5 克，茶汁、蜂蜜各适量。

【制配】将黄连、枯明矾共研为细末，以茶汁或蜂蜜调匀贴患处。

【主治】鼻痈。

中耳炎

方一：

【组成】绿茶、菊花、槐花各 3 克。

【制配】将绿茶、菊花、槐花用沸水冲泡，代茶频饮。

【主治】慢性中耳炎。

方二：

【组成】茶叶、石菖蒲各 3 克，牡丹皮、川芎各 5 克。

【制配】将茶叶、石菖蒲、牡丹皮、川芎用沸水冲泡，代茶频饮。

【主治】卡他性、真菌性慢性中耳炎。

咽喉肿痛

方一：

【组成】盐适量。

【制配】用淡盐开水冲茶，每早 1 杯，连用 15 天。

【主治】咽喉肿痛。

方二：

【组成】蒜瓣适量。

【制配】将蒜瓣削去两头塞鼻孔中，左痛塞右，右痛塞左，咽喉中血出即取出。

【主治】咽喉肿痛，喉头水肿。

方三：

【组成】柑皮适量。

【制配】用柑皮煎水代茶频饮。

【主治】咽喉肿痛。

方四：

【组成】盐水、橘皮、糖各适量。

【制配】饮淡盐水，饮橘皮糖茶。

【主治】咽喉肿痛，喉干嗓哑。

方五：

【组成】白萝卜、姜汁各适量。

【制配】将白萝卜捣烂取汁，用时加些姜汁，频频咽服。

【主治】咽喉肿痛。

虚火喉痹

方一：

【组成】绿茶 1 克，罗汉果 20 克。

【制配】将罗汉果切碎与茶叶同用沸水冲泡大半杯，加盖 5 分钟后饮，可反复泡饮至味淡。

【主治】 咽喉炎。

方二：

【组成】 茶叶、蜂蜜各适量。

【制配】 用茶叶和蜂蜜泡浓茶，冷后去渣，每隔半小时漱喉 1 次并咽下，每日数次，当日即可有效，应连用 3 日。

【主治】 咽喉炎。

方三：

【组成】 茶叶、干菊花各 2 克。

【制配】 将茶叶和干菊花用沸水冲泡 6 分钟，每日饭后饮 1 杯。

【主治】 咽喉炎。

方四：

【组成】 茶适量。

【制配】 用茶叶煎汤漱口。

【主治】 咽喉炎。

嘶哑失音（喉喑）

方一：

【组成】 米醋 250 毫升，鸡蛋 1 个。

【制配】 用醋将鸡蛋煮沸 15 分钟，去壳再煮 15 分钟，蛋醋同服，服 1～2 枚即愈。

【主治】 急性喉炎、声带发炎、剧咳所致喑哑。

方二：

【组成】 鲜萝卜汁、生姜汁各适量。

【制配】 将鲜萝卜汁和生姜汁混合，频饮服。

【主治】 急性失音（暴哑）。

方三：

【组成】上等绿茶适量。

【制配】冲泡绿茶，常饮。

【主治】声音嘶哑。

扁桃腺炎

方一：

【组成】茶叶、金银花各 6 克。

【制配】将茶叶、金银花用沸水冲泡，代茶饮。

【主治】扁桃腺炎，咽喉炎。

方二：

【组成】生半夏 6 克，鸡蛋内膜 2 个，醋 30 毫升，水 300 毫升，鸡蛋清 1 份。

【制配】用微火共煮沸生半夏、鸡蛋内膜、醋、水 30 分钟去渣，再加鸡蛋清搅匀，再煮沸，少量常含咽，使药力持久作用于咽部。

【主治】慢性扁桃腺炎。

方三：

【组成】绿茶 1 克，薄荷 15 克，甘草 3 克。

【制配】1 升水煮沸，投入绿茶、薄荷、甘草，5 分钟即可，少量多次温饮。

【主治】扁桃腺炎。

方四：

【组成】蛇胆 2 枚，白酒 50 毫升。

【制配】前 1 味刺破，入酒调匀。口服。不拘时候，随量饮用。

【主治】扁桃体炎。

方五：

【组成】橄榄 50 克，青黛 5 克，白酒 1 升。

【制配】前2味粗碎，加入白酒，每日振摇1～2次，密封浸泡15日，去渣留液。口服。不拘时候，随量饮用。

【主治】扁桃体炎。

骨鲠咽喉

方一：

【组成】威灵仙30克，醋250毫升。

【制配】先用醋150毫升，加水1碗煎威灵仙至半碗，去渣后加醋100毫升，慢慢吞饮。

【主治】鱼骨鲠喉。

方二：

【组成】醋120毫升。

【制配】先将醋缓缓喝下，再大口嚼咽馒头，或单将醋含口中，慢慢咽下，每日数次。

【主治】鱼骨卡喉，黏性食物噎喉。

牙痛

方一：

【组成】陈醋200毫升，花椒6克。

【制配】将陈醋和花椒入锅水煎，去椒含漱。

【主治】牙痛。

方二：

【组成】空心菜根200克，醋、水各250毫升。

【制配】将空心菜根洗净同醋、水入锅共煎汤，待凉后含漱多次。

【主治】龋齿牙疼。

方三：

【组成】茶叶 3 克，醋适量。

【制配】先用开水将茶叶冲泡 10 分钟，去茶叶加入醋含漱，每日 2～3 次。

【主治】牙痛。

方四：

【组成】绿茶适量。

【制配】将绿茶用沸水泡饮，每日 2～3 杯，饮后、餐后、睡前茶水漱口。

【主治】龋齿。

方五：

【组成】茶叶 3 克，盐 1 克。

【制配】开水冲泡 7 分钟茶叶和盐，每日饮 4～6 次。

【主治】牙痛。

方六：

【组成】韭菜子 15 克，米醋适量。

【制配】将韭菜子研为细末，加适量米醋，捣烂成糊，敷于患处。

【主治】龋齿。

方七：

【组成】花椒细末、面粉、醋各适量。

【制配】将花椒末、面粉用醋调匀，塞入牙缝或蛀孔中。

【主治】蛀牙痛。

方八：

【组成】绿茶适量。

【制配】频嚼茶叶。

【主治】牙痛。

方九：

【组成】苋根 90 克，白酒 500 毫升。

【制配】将苋根洗净切碎放入容器，倒入白酒密封 10 日，去渣即可。每日服 2 次，每次 10 毫升。

【主治】牙痛。

牙本质过敏

方一：

【组成】茶叶适量。

【制配】让过敏牙咬住茶叶，饭前吐掉，饭后再咬，3～5 日为 1 疗程。

【主治】牙齿过敏。

方二：

【组成】红茶 30 克。

【制配】将红茶入锅水煎，先含漱后饮下，每日 2 次。

【主治】牙本质过敏。

方三：

【组成】韭菜子 15 克，米醋适量。

【制配】将韭菜子研成细末，加入米醋，成糊状。涂于患处。

【主治】过敏性疼痛。

口腔溃疡及其他口腔疾病

方一：

【组成】绿茶、菊花、槐花各 3 克，冰糖 9 克。

【制配】将绿茶、菊花、槐花、冰糖入锅水煎服，每日 1～2 次。

【主治】口腔溃疡。

方二：

【组成】隔夜茶适量。

【制配】用隔夜茶漱口，天天如此，长期坚持。

【主治】牙齿松动。

方三：

【组成】醋、百草霜各适量。

【制配】以醋和百草霜厚敷舌之上下，脱则再敷，片刻即止。

【主治】舌肿不消。

方四：

【组成】食醋 100 毫升。

【制配】用 100 毫长凉开水兑入食醋，含漱。每日 2 次。连用半个月。

【主治】牙周炎。

第七篇　儿科病良方

小朋友因为身体的免疫力比较差，更易患有上一些疾病，而打针吃西药对小孩子来说实在是一件痛苦的事，而我们古老的医学通过一些日常的饮食材料就可以配制一些可治小儿疾病的良方验方。

小儿胃痛

方一：

【组成】老柚皮 10 克，红茶叶 6 克，生姜 2 片。

【制配】将老柚皮、红茶叶、生姜入锅加水煎服。

【主治】小儿食滞胃痛，胃脘胀满，疼痛拒按，面红耳赤，口气酸臭，恶心呕吐，厌食，大便恶臭，屁臭，腹泻等。

方二：

【组成】生姜 10 克，醋 30 毫升，红糖适量。

【制配】将生姜切片用醋腌 24 小时，用时取 3 片，加红糖以沸水浸泡，温浸片刻，代茶频饮。

【主治】小儿胃痛，纳呆，反胃呕吐。

小儿腹痛

方一：

【组成】生姜、陈细茶各 10 克。

【制配】将生姜、陈细茶共捣烂，水煎浓汁温服。

【主治】小儿腹部受寒后脐腹绞痛，呕吐。

方二：

【组成】茶叶 3 克，陈醋 2 毫升。

【制配】先用开水泡茶叶 5 分钟，取茶汁加陈醋调匀，每日饮用 3 次。

【主治】小儿蛔虫性腹痛。

方三：

【组成】姜粉、葱须各 5 克，麦麸子 100 克，白酒 50 毫升。

【制配】先炒麦麸子、姜粉、葱须，再加入白酒拌匀，炒至烫手，倒入 6 厘米见方布袋中扎口，药袋厚 0.5～1 厘米，置脐周保持一定温度，或用热毛巾包一热水瓶放在药袋上熨 20～30 分钟。

【主治】婴幼儿腹痛。

小儿水肿

方一：

【组成】醋 30～50 毫升，花椒 10 粒。

【制配】将醋和花椒入锅共煮沸放凉后服。

【主治】小儿蛔虫性腹痛。

小儿癫痫

方一：

【组成】绿茶 1 克，钩藤 10 克，蜂蜜 15 克。

【制配】钩藤加水 500 毫升，煮沸 3 分钟去渣，加入绿茶与蜂蜜即可，分 3 次温服，幼儿分 5～8 次，4 小时 1 次。

【主治】小儿癫痫。

方二：

【组成】经霜老茶叶 15 克。

【制配】开水冲泡老茶叶，渴则饮之，常服。

【主治】癫痫。

方三：

【组成】经霜老茶叶30克，明矾15克。

【制配】将茶叶、明矾共研成细末，水泛为丸，朱砂为衣，每次9克，每日服3次。

【主治】癫痫。

方四：

【组成】白酒60克，鸡蛋2个。

【制配】将鸡蛋置瓷盘内，加白酒60毫升燃烧，不停翻动，酒尽即成。

【主治】癫痫。

方五：

【组成】绿茶3克，甘草10克。

【制配】用绿茶和甘草配煎成茶水，每日饮1剂。

【主治】癫痫。

小儿流涎

方一：

【组成】吴茱萸2份，制南星1份，醋适量。

【制配】将吴茱萸、制南星共研细末，贮瓶中勿泄气，睡前取上药末15克用陈醋调成糊，敷贴两足心，外用纱布包扎，每次贴12小时。

【主治】小儿流涎。

方二：

【组成】肉桂末10克，醋适量。

【制配】将醋和肉桂末调成糊，做成饼状，在小儿睡觉前，将药饼贴在两足心处，并用胶布固定，次晨取下，连敷3～5日。

【主治】小儿流涎。

小儿湿疹、水痘

方一：

【组成】绿茶 0.5 克，白梅花 3 克，蜂蜜 25 克，大枣 30 克。

【制配】大枣剖开加水 350 毫升，煮沸 3 分钟，加入绿茶、白梅花、蜂蜜即可，分 3 次温服，每日 1 次。

【主治】小儿痘。

方二：

【组成】茶叶末适量。

【制配】用茶叶末煎水趁热洗后，再用茶叶末直接敷患处。

【主治】婴儿湿疹（奶癣）。

方三：

【组成】泡过又晒干的茶叶、五倍子、鸡蛋清各等份。

【制配】将干茶叶和五倍子共研细末，用鸡蛋清调匀，外敷患处。

【主治】小儿痘疹。

小儿口疮

方一：

【组成】茶叶 5 克。

【制配】以 200 毫升沸开水冲泡茶叶，加盖待温后，含漱口腔，每日 10 余次，治愈为止。

【主治】小儿口疮、鹅口疮。

方二：

【组成】吴茱萸 1.6～4.7 克，米醋适量。

【制配】将吴茱萸研末，用米醋调匀，每晚包敷患儿涌泉穴处，连敷 3 次可望痊愈。

【主治】鹅口疮。

方三：

【组成】白矾、鸡蛋、醋各适量。

【制配】将白矾、鸡蛋、醋调匀敷足心。

【主治】小儿舌疮。

方四：

【组成】天南星末、醋各适量。

【制配】用醋调天南星贴脚心。

【主治】小儿口疮。

小儿疝气

方一：

【组成】醋 500 毫升，麦麸 500 克，葱白 5 根。

【制配】将醋、麦麸、葱白共入锅内置炭火上加热，搅成糊状，趁热用布包，熨小腹 20～30 分钟。布包必须反复加热，使热度不减。操作完毕，令患儿卧床盖被休息，出汗见效。

【主治】小儿疝气。

方二：

【组成】黑胡椒 7 粒，醋适量。

【制配】将黑胡椒捣成末，用醋调成糊状，摊布上，贴会阴部，胶布固定，隔日换药，连用 2～3 次。

【主治】小儿疝气。

方三：

【组成】醋适量。

【制配】将醋少许涂患处，用温水洗去，然后再涂再洗，如此 2～3 次。

【主治】小儿疝气。

小儿佝偻病

方一：

【组成】葱、姜各 20 克，鹿茸 100 克，附片 30 克，猪蹄 2 只，盐适量。

【制配】将鹿茸切薄片，猪蹄洗净，与附片同入锅，微火煮数沸，加葱、姜、盐调味食用。

【主治】小儿佝偻病。

方二：

【组成】醋 10 克，田螺 100 克，酱油适量。

【制配】将田螺漂洗干净，放于沸水中煮沸，挑取螺肉蘸调料吃，可以常煮食。

【主治】因钙代谢失调而引起的小儿佝偻病。

方三：

【组成】猪骨头适量，食醋少许。

【制配】将猪骨头洗净砸碎，加食醋少许，加水，以没过骨头为度。另加葱、姜、盐熬汤至浓汁即成。每次喝汤 1 碗，每日 2～3 次。

【主治】小儿佝偻病。

麻疹

方一：

【组成】葱白、香菜各 30 克，酒糟 120 克，醋适量。

【制配】将葱白、香菜洗净同捣烂，加酒糟蒸热，用纱布包好，从头面到手脚都熏擦，冷则再蒸再熏擦，然后盖被发微汗。与此同时，家中烧开水，内加醋，使蒸汽湿润空气和皮肤。

【主治】麻疹。

方二：

【组成】糯米酒。

【制配】将糯米酒隔水加温。趁热饮用，用后盖被发汗。

【主治】小儿麻疹初起。

小儿发热

方一：

【组成】吴茱萸 15 克，桂枝 10 克，葱白 14 个，白酒适量。

【制配】前 2 味研为末，葱白捣烂，两者混匀，加入白酒，制成酒饼 2 个。外用。每日 1 次，每次取酒饼敷患儿两足心 6 小时，外用纱布包扎，无反应则隔 4 小时再敷。

【主治】小儿发热。

方二：

【组成】大枣 250 克，羊脂 25 克，糯米甜酒 1.5 升。

【制配】大枣粗碎，加羊脂、甜酒及清水，文火煮沸，候冷，每日振摇 1～2 次，密封浸泡 3 日，去渣留液。口服。每日 2 次，每次 15 毫升。

【主治】小儿发热。

方三：

【组成】栀子、桃仁、杏仁各 3 克，鸡蛋 1 个，白酒适量，面粉少许。

【制配】前 3 味捣碎，加鸡蛋清、面粉、白酒调匀成糊。外用。每日 1 次，每次取药饼敷患儿手、足心，加白酒保持敷药湿润，敷至热退为止。

【主治】小儿发热。

小儿感冒

方一：

【组成】生绿豆（捣碎）50 粒，青茶 3 克，冰糖 15 克。

【制配】将绿豆洗净，用木器捣碎带皮与青茶叶、冰糖同入一大茶杯，冲沸水加盖焖 20 分钟即可。随时徐徐饮服。

【主治】流行性感冒，对咽喉肿痛、热咳者效果更佳。

方二：

【组成】紫苏叶、葱白、生姜、黑豆、茶叶各等量。

【制配】用紫苏叶、葱白、生姜、黑豆、茶叶煎汤。熏头面及腋窝部，每次 3 分钟，能使全身微汗更好。

【主治】着凉感冒。

方三：

【组成】食醋适量。

【制配】关闭门窗，将食醋用 1～2 倍清水稀释，放在火炉上熏蒸。

【主治】感冒。

方四：

【组成】白酒、温水各等份。

【制配】将白酒、温水调匀。或纱布蘸酒擦额头、手心、足心、腋窝处。

【主治】退热。

方五：

【组成】贯众 6 克，青茶 4 克。

【制配】将上面两种食材碾成末，沸水冲泡，然后焖 10 分钟，每日一剂。

【主治】小儿流行感冒。

方六：

【组成】吴茱萸、白矾各 15 克，白酒适量。

【制配】前 2 味研为末，加入白酒，调成酒饼 2 个。外用。每日 1 次，每次取酒饼敷患儿两手心、足心。

【主治】小儿感冒。

方七：

【组成】香薷、紫苏叶各12克，葎草60克，夏枯草、菊花、金银花各30克，柴胡10，薄荷3克，白酒适量。

【制配】前8味捣烂或绞汁，加入白酒搅匀。外用。每日1～2次，每次取酒敷患儿大椎穴和手心、足心等处。

【主治】小儿风热感冒。

方八：

【组成】鲜葱实、生姜各30克，食用盐5克，白酒30～50毫升。

【制配】前2味粗碎，加入盐、白酒搅匀，入布包。外用。每日1次，每次取药包涂擦前胸、后背、手心、脚心、腋窝及肘窝等至局部发红。

【主治】小儿感冒，尤其是风寒感冒及感冒初起。

小儿支气管哮喘

方一：

【组成】米醋50毫升，生明矾30克，面粉适量。

【制配】将生明矾研为末，用米醋、面粉调和，敷两足心涌泉穴，布包1宿

【主治】小儿痰嗽喘息。

方二：

【组成】生姜5克，连须葱白2根，白米50克，醋适量。

【制配】将生姜捣烂，葱白切碎，白米淘净一起入锅添水。煮粥，熟时加醋，趁热服用。

【主治】风寒闭肺型肺炎喘嗽。

方三：

【组成】吴茱萸10克，食醋适量。

【制配】将吴茱萸研为细末，用醋调和敷涌泉穴48小时。

【主治】小儿支气管哮喘。

方四：

【组成】黄芩、黄连、大黄各 10 克，白酒适量。

【制配】前 3 味研为末，加入热酒，调成糊膏状。外用。每日 1 次，每次取酒敷于前胸剑突部，约 2 小时去药。

【主治】小儿肺炎。

小儿咳嗽

方一：

【组成】细辛 6 克，雄黄 10 克，栀子、没药各 12 克，醋适量。

【制配】将栀子、细辛、雄黄、没药同研为细末。调醋敷胸、背部。

【主治】小儿咳嗽。

方二：

【组成】米醋 50 毫升，生白矾 30 克，面粉适量。

【制配】将生白矾研为末，同米醋、面粉调和。敷两足心（涌泉穴），布包 1 宿。

【主治】小儿痰嗽喘息。

方三：

【组成】生明矾 30 克，醋适量。

【制配】将生明矾研为末，调醋成糊。贴足心。盖纱布，以胶布固定。

【主治】小儿咳嗽。

小儿腮腺炎

方一：

【组成】仙人掌 30 克，白酒适量。

【制配】将仙人掌去刺，剖开加白酒捣泥。敷患处。

【主治】腮腺炎。

方二：

【组成】青茶叶 9 克，大青叶、蒲公英、地丁草各 30 克。

【制配】将大青叶、青茶叶、蒲公英、地丁草入锅加水煎汤，每日 1 剂，随时当茶饮。

【主治】流行性腮腺炎，红肿热痛，发热等。

方三：

【组成】生大黄 3～4 克，醋适量。

【制配】将大黄研为细末，加醋调成糊状。外敷腮部，每日 1～2 次。

【主治】腮腺炎。

方四：

【组成】大黄 40 克，地龙 10 克，食醋 600 毫升。

【制配】将大黄、地龙放在砂锅（或瓷锅）内，加水约 400 毫升，热至 50 度左右倒出，然后再加食醋约 400 毫升（总量为 1000 毫升），放置密封容器内 72 小时后，用纱布滤去药渣（要尽量挤压干净大黄和地龙内的药液），取汁装瓶密封备用。用时以毛笔或棉签蘸取药液直接涂搽患部，每日 3～6 次，一般连续 2～5 日即可痊愈。如发热明显，可涂搽双侧腮腺部位，涂药面积要超出肿大腮腺范围。

【主治】腮腺炎。

方五：

【组成】大蒜头 10 克，米醋 10 毫升。

【制配】将蒜去皮捣烂，同米醋调和。将蒜醋泥敷患处，用干净纱布包扎固定，每 2 日换药 1 次。

【主治】流行性腮腺炎。

方六：

【组成】生天南星末，食醋，各适量。

【制配】将天南星末浸泡在食醋中 5 天，即可服用，每天 3～4 次涂于患处。

【主治】流行性腮腺炎。

方七：

【组成】青黛、食醋各适量。

【制配】将青黛、食醋调匀。每隔两天涂患处 1 次，1 周为一疗程。

【主治】腮腺炎。

方八：

【组成】生绿豆粉、食醋各适量。

【制配】将生绿豆粉用食醋调匀，用法与上青黛方同。

【主治】腮腺炎。

百日咳

方一：

【组成】紫皮大蒜 3 瓣，醋 10 毫升或酒 2 杯，白糖适量。

【制配】把大蒜切片，用白开水 1 杯（200 毫升）泡 15 分钟，去蒜加糖、醋，频频饮之，1 日服完。

【主治】百日咳。

方二：

【组成】龙胆草、钩藤、白醋各 50 克，白蜜 500 克。

【制配】将龙胆草加水 250 毫升煮沸后，以文火煎 15 分钟，加入钩藤同煎 5 分钟，去渣，再加白蜜与药液共煎至药液浓缩，最后加白醋拌匀即成。每天服 4～6 次，每次 10～20 毫升。温服，7 日为 1 疗程。

【主治】百日咳。

方三：

【组成】猪小肠一节，葱头 50 克，洗米水 500 毫升，黄酒适量。

【制配】将肠和葱头炒香，倒入洗米水，煮时加适量黄酒。熟后喝汤。不限次数。

【主治】久不愈百日咳。

方四：

【组成】土牛膝根 50 克，鹅不食草 50 克，马兰 50 克，酒酿汁 300 毫升。

【制配】将上面三种材料加酒酿共煮成汁，加糖适量即可。每日 1 剂，分 3 次服完。

【主治】百日咳。

小儿腹泻

方一：

【组成】绿茶 3 克，白糖 20 克，食盐 1～2 克，生姜 1 片。

【制配】将绿茶、白糖、食盐、生姜入锅加水共煎 200 毫升，当做饮料服。

【主治】小儿风寒腹泻。

方二：

【组成】绿茶 200 毫升，食醋 20 毫升。

【制配】将绿茶和醋混合每次饮服 20 毫升，每日 3 次。

【主治】小儿腹泻。

方三：

【组成】绿茶、干姜丝各 3 克，滚开水 150 毫升。

【制配】用 150 毫升的滚开水冲泡绿茶和干姜丝，然后加盖温浸 10 分钟，代茶随意饮服，可再用滚开水冲 1 次续饮。

【主治】小儿腹泻。

方四：

【组成】葱白 6 根，酒糟 1 小杯，食盐少许。

【制配】将葱白、酒糟、食盐混合炒热，用白布外包敷脐部，温度要适宜，防止烫伤，冷则再炒再敷，连敷数次。

【主治】小儿腹泻，尤宜新生儿腹泻。

方五：

【组成】五倍子、白胡椒、肉桂、吴茱萸、白术、干姜各6克，醋适量。

【制配】将上述材料共研为细末，醋调如饼状，装入纱布袋内。外敷神阙穴（脐部），每晚敷6～10小时，3日为1疗程。不愈者，再行第2疗程。

【主治】小儿腹泻。

方六：

【组成】绿茶、干姜丝各3克。

【制配】将绿茶、干姜丝放在瓷杯中，以150毫升滚水冲泡，加盖温浸10分钟。代茶随意饮服，服完可再冲1次，继续饮用。

【主治】小儿腹泻。

方七：

【组成】云南绿茶1克。

【制配】将绿茶研为极细粉。每天用1克，分3次温开水或乳汁调服。连服1～4日为1疗程。

【主治】单纯性婴幼儿腹泻。

方八：

【组成】炒车前子、炒米仁各9克，红茶0.5～1克，葡萄或白糖适量。

【制配】一法：将炒车前子、炒米仁、红茶共研为细末，以白开水调服。二法：将炒车前子、炒米仁加一汤碗水，煎至半碗汁，去渣滤汁，加入少许葡萄糖或白糖作调味即可。

【主治】小儿腹泻、水泻。

方九：

【组成】生姜、陈茶叶各10克。

【制配】生姜捣烂，同陈茶叶水煎。饮服。

【主治】婴儿腹泻。

小儿疳积

方一：

【组成】生根仁30粒，杏仁9克，白胡椒6克，鸡蛋清1份，葱头7个，面粉1匙，丁香30粒。

【制配】将以上药物研为细末，用高粱酒、蛋清调匀，以茶叶为托。贴敷两足心。

【主治】小儿疳积。

方二：

【组成】红糖少许，生姜、醋各适量。

【制配】将生姜洗净切片，用醋浸1昼夜（醋刚好浸过姜片即可）。然后取生姜3片，加入红糖，以沸水冲泡。温热时，当茶饮。

【主治】小儿消化不良及厌食症。

方三：

【组成】槟榔12克，枳实、莱服子各10克，醋适量。

【制配】将槟榔、枳实、莱服子共研为细末。调醋敷患处。

【主治】小儿疳积食滞引起的腹痛。

方四：

【组成】蟾蜍1只，鸡肝1具，朱砂0.1克，鲜荷叶1张，白糖、醋各少量。

【制配】将蟾蜍去内脏、剥皮，再将鸡肝划开后放入朱砂，一同放入蟾蜍腹内，用荷叶包好，将其焙干至焦香，立即将糖醋喷在表面，使其酥脆。分3次吃完。一般服6～14日。

【主治】小儿疳积。

方五：

【组成】米醋30毫升，猪胆1个。

【制配】将醋和猪胆入锅同煎熬成稀膏状。每次服10毫升，1日2次。

【主治】小儿食滞引起的胃痛。

方六：

【组成】白矾 6 克，面粉、醋各适量。

【制配】将白矾研为末，加面粉及醋调成糊状。敷涌泉穴。

【主治】小儿疳积。

小儿呕吐

方一：

【组成】生姜、醋、红糖各适量。

【制配】将生姜洗净切片，用醋浸腌 24 小时，同时取 3 片姜，加适量红糖以沸水冲泡片刻，代茶饮。

【主治】小儿呕吐。

方二：

【组成】干姜、生姜各 15 克，白酒 50 毫升。

【制配】前 2 味捣碎，加入白酒，每日振摇 1～2 次，密封浸泡 7 日，去渣留液。外用。不拘时候，每次取此酒外敷肚脐、中脘穴。

【主治】小儿呕吐。

方三：

【组成】陈食醋、面粉各 30 克，生姜 10 克，白酒 20 毫升。

【制配】生姜捣烂，加入醋、面粉、白酒，拌匀为糊。外用。每日 1 次，每次取药糊外敷足心。

【主治】小儿呕吐。

小儿遗尿症

方一：

【组成】茶叶 8 克，鸡蛋 2 个，盐 3 克。

【制配】将茶叶、鸡蛋放锅中煮 8 分钟，击破蛋壳，加盐 3 克，再煮 10～15

分钟，取蛋去皮蘸酱油吃。

【主治】小儿遗尿。

方二：

【组成】猪脬 200 克，大蒜 10 克，米酒 1 匙，食盐少许，花生油适量。

【制配】将猪脬洗净切成小块，大蒜去皮，明火用花生油炒熟，加入米酒 1 匙，食盐少许，每日 1 次服食。

【主治】小儿遗尿（老年夜尿频多亦可选用）。

方三：

【组成】老姜 1 块，白酒 100 毫升。

【制配】老姜捣烂后放于白酒中浸泡 3 天，每晚用此酒沿肚脐下正中线擦拭，至皮肤发红为止，连用 5～7 日。

【主治】小儿遗尿。

方四：

【组成】益智仁 9 克，醋适量。

【制配】醋炒益智仁 9 克研为细末，分 3 次开水冲服，连服 6～7 日。

【主治】小儿肝经郁热遗尿、尿少、色黄、味腥，性躁、唇红、苔黄、脉数有力。

方五：

【组成】茶叶 5 克，红枣 10 枚，白糖 10 克。

【制配】先将红枣洗净煮烂，放入白糖、茶叶搅匀即成，每日服 2～3 次。

【主治】小儿遗尿。

方六：

【组成】冬春麻雀约 5 只，白酒 20 毫升，糯米 100 克，葱白 3 段。

【制配】麻雀去毛脏洗净炒熟，放白酒 20 毫升稍煮，加适量水、糯米煮粥，粥成加葱白 3 段，再煮一二沸即可，每日食 2 次。

【主治】小儿肾气虚遗尿（亦治成人阳痿）。

方七：

【组成】老姜1块，白酒60毫升。

【制配】把老姜泡入酒中即成。睡前以指蘸酒依次揉“冲门”“三阴交”“关元”等穴，每次揉3分钟。或睡前用姜酒擦肚以下正中线皮肤，以稍红为度，连用5～7日。

【主治】小儿遗尿症。

方八：

【组成】小茴香7克，公丁香3.5克，巴戟天、胡芦巴各10克，醋适量。

【制配】将上述材料共研成细末，以醋调之。于睡前敷于脐上，用绷带裹之（松紧要合适），次晨取下，连用3天。如若无效，1周后再以上法连续用药3日。

【主治】小儿遗尿。

方九：

【组成】鸡肠1具，黄酒适量。

【制配】前1味粗碎，加入黄酒，文火煮沸，去渣留液。睡前口服。每日1次，每次1剂。

【主治】小儿遗尿。

婴幼儿惊厥

方一：

【组成】代赭石12克，醋适量。

【制配】将代赭石研为末调醋，敷涌泉穴。

【主治】小儿惊风。

方二：

【组成】绿茶1克，鲜木芙蓉花10克，蜂蜜25克，水400毫升。

【制配】将木芙蓉花入锅煮沸5分钟，加茶、蜜，分3次温服。

【主治】小儿惊风。

方三：

【组成】细叶柳枝尖（约2寸长，去粗皮）7～11根，连须葱白15茎，米酒糟50克，生姜3克。

【制配】将柳枝尖、连须葱白、米酒糟、生姜捣至极烂，用砂锅炒热，分成2份布包，1份贴脐上，1份贴头顶，敷20～30分钟，再炒热再敷，至病愈止。

【主治】小儿急惊风。

方四：

【组成】牛黄、钟乳（研）各2.4克，麻黄（去节）、秦艽、人参各2.4克，桂心2.1克，龙角、白术、甘草、当归、细辛各1.5克，杏仁1.2克，蜣螂（炙）9枚，蜀椒适量。

【制配】将上述材料切碎，入绢袋中，酒浸之。每日服3次。

【主治】小儿惊厥。

方五：

【组成】苦菜10克，葱须2根。

【制配】将苦菜、葱须入锅水煎。每日服2次。

【主治】小儿惊厥。

方六：

【组成】木防己3.5克，铅丹、防风、桂心、龙齿各2.4克，丹砂、甘草（炙）各1.8克，独活0.6克，细辛、当归、干姜各1.5克，莽草0.3克，清酒适量。

【制配】将上述材料一同切碎，入绢袋中，酒浸5宿。每日服3次。

【主治】小儿风痫发动，手足麻木。

方七：

【组成】紫石英2.4克，铁精、茯神、独活各1.5克，远志（去心）、桂心各1.8克，蜂房（炙）、牛黄各0.6克，干姜、甘草（炙）、人参各1克，清酒适量。

【制配】将上述材料切碎入绢袋中，用清酒浸5宿。初服，每日服2次。

【主治】小儿风痫发作，言语谬错。

方八：

【组成】独活、甘草、木防已各1.2克，干姜、细辛各1.5克，鸱头1枚，桂心60克，铁精30克，人参10克，清酒适量。

【制配】将上述材料切碎入绢袋中，酒浸5夜。初服，每日服2次。

【主治】小儿风痫。

方九：

【组成】生姜50克，大蒜头10克，50度白酒200毫升。

【制配】将生姜、大蒜头捣烂放入碗内。用白酒浸15分钟后涂搽患儿全身。如配合耳尖、十宣穴放血效果更佳。

【主治】退热镇惊。

小儿鹅口疮

方一：

【组成】吴茱萸15克，天南星5克，胡黄连、大黄各10克。

【制配】将上述材料共研为细末，与醋调成糊状。敷足心涌泉穴24小时。

【主治】小儿鹅口疮。

方二：

【组成】附子、吴茱萸各10克，米醋适量。

【制配】将附子、吴茱萸共研为细末，用米醋调成稠糊，做成饼状。敷贴两足心涌泉穴，每日换药1次，连用3～5日。

【主治】小儿鹅口疮。

虫症

方一：

【组成】食醋适量。

【制配】醋加温开水，比例为 1∶2，每晚睡前擦肛门周围，连用数日，并烫洗衣被。

【主治】小儿蛲虫病。

方二：

【组成】米醋适量。

【制配】每小时口服 1 次米醋，连服 3～5 次。或顿服 30～50 毫升米醋，大儿童可多服，以不痛为止。

【主治】小儿蛔虫性剧烈腹痛。

方三：

【组成】大蒜、白酒各适量。

【制配】将大蒜捣汁取 15 克和白酒适量调匀。口服。

【主治】蛔虫病。

方四：

【组成】生姜 100 克，米醋 250 毫升。

【制配】将生姜洗净，切成细丝，浸泡在米醋中，密闭贮存备用。每次空腹食用 10 毫升。

【主治】蛔虫性腹痛。

方五：

【组成】食醋 100 克，白芜荑 55 克，狼牙草 37 克，白蔹 18 克。

【制配】将白芜荑、狼牙草、白蔹研为细末。每次服 2 克，以食醋 100 毫升空腹送下。

【主治】小儿白虫病。

方六：

【组成】茶叶 3 克，陈醋 5 毫升。

【制配】开水泡茶 5 分钟，去渣，加入醋即成。每天热饮 3 次。

【主治】小儿蛔虫性腹痛。

方七：

【组成】百部30克，55%乙醇150毫升。

【制配】百部粗碎，加入乙醇，每日振摇1～2次，密封浸泡3日，去渣留液。外用。每日1次，临睡用温开水洗净患儿肛门，用药棉蘸本酒涂擦肛门及其周围。

【主治】蛲虫。

方八：

【组成】青梅30克，黄酒100毫升。

【制配】前1味粗碎，加入黄酒，隔水文火蒸炖20分钟，去渣留液。温饮。每日2次，每次10～20毫升。

【主治】小儿虫症。

小儿暑疖

方一：

【组成】干蒲公英、白酒各适量。

【制配】蒲公英研为末，用白酒调成糊状。外用。每日1次，每次取药1剂敷于局部。对已溃破处敷四周，中间留以小洞，以利引流。

【主治】小儿暑疖。

方二：

【组成】苦参、生大黄、丝瓜叶各20克，白芷15克，黄连、黄芩、冰片各10克，75%乙醇300毫升。

【制配】前7味捣碎，加入乙醇，密封浸泡2～3日，去渣留液，如冰片溶解。外用。每日3～4次，每次用消毒棉球蘸本酒涂擦患处2～3分钟。

【主治】小儿暑疖。

第八篇　妇科病良方

妇产科是临床医学四大主要学科之一，主要研究女性生殖器官疾病的病因、病理、诊断及防治，妊娠、分娩的生理和病理变化，高危妊娠及难产的预防和诊治。而祖国医学就要通过简单的食材药材化解一些疑难杂症。

乳腺炎

方一：

【组成】大蒜泥、元明粉、醋、水各适量。

【制配】用醋、水将蒜泥、元明粉调成糊状敷患处，每日换 2～3 次。

【主治】乳腺炎。

方二：

【组成】大蒜 2 头，葱白 1 根，黄酒 120 毫升。

【制配】将葱白、大蒜捣烂取汁，用煮开的黄酒调匀，分 2 次服，若服后出汗，则以 1 次为宜。

【主治】乳腺炎，症见乳房红肿热痛。

方三：

【组成】生虾仁、醋各适量。

【制配】将生虾仁捣烂同醋炖熟，拌匀外敷。

【主治】乳腺炎。

方四：

【组成】蒲公英（取连根蒂叶）60 克，烈酒 25 毫升，连须葱白汤 500 毫升。

【制配】将蒲公英捣烂用酒同煎数沸，渣敷肿处，酒热服，盖睡一时许，再用连须葱白汤催之，得微汗而愈。

【主治】乳痈。

方五：

【组成】酒 200 毫升，生姜 1 块，马鞭草适量。

【制配】将马鞭草与生姜捣汁，酒调服，沉渣敷患处。

【主治】乳痈。

方六：

【组成】干丝瓜络 20 克，白酒 20 毫升。

【制配】将丝瓜络放在碗中，点着成炭粉，加入白酒搅匀即可。顿服。

【主治】急性乳腺炎。

方七：

【组成】生对虾数个，醋适量。

【制配】将对虾焙干为细末，与醋同蒸熟，或将生对虾捣烂和醋炖熟，拌匀。敷于患处。

【主治】乳腺炎。

方八：

【组成】大九股牛 15 克，白酒 500 毫升。

【制配】将前 1 味粗碎置容器中，加白酒密封浸泡，每日振摇 1～2 次，30 日去渣留液。口服。每日 2 次，每次 10～15 毫升。

【主治】急性乳腺炎。

方九：

【组成】川楝子（连皮和仁）、红砂糖、黄酒各适量。

【制配】川楝子捣碎、晒干，炒微黄，研末。口服。每日 1～2 次，每次取 10 克药末，加白砂糖 60 克，用 100 毫升黄酒冲服。

【主治】急性乳腺炎。

急性乳腺炎

方一：

【组成】葱白500克。

【制配】将葱白洗净捣烂取汁。用烈酒分2次冲服。

【主治】乳痈初起。

方二：

【组成】漏芦、木通、川贝母各10克，甘草6克，水、酒各250毫升。

【制配】将漏芦、木通、川贝母、甘草加水、酒各250毫升，煎至200毫升，去渣，分成两份，温服。每日晚饭后热服1份。

【主治】急性乳腺炎。

方三：

【组成】五倍子30克，醋适量。

【制配】将五倍于研末加醋调成糊状；取药糊敷患处，外用纱布固定，每日1换。

【主治】急性乳腺炎。

方四：

【组成】鲜蒲公英1把，酒150毫升。

【制配】将蒲公英捣烂加入酒中，去渣。随量温饮，不拘时候。渣贴患处。

【主治】急性乳腺炎。

方五：

【组成】元明粉适量，醋、水各等份。

【制配】将元明粉用醋、水调成糊状备用。敷患处，每日换2～3次。

【主治】急性乳腺炎。

方六：

【组成】鲜金叶菜、醋各适量。

【制配】将金叶菜捣烂，调醋。敷患处，每日 2 次。

【主治】急性乳腺炎。

方七：

【组成】白僵蚕 30 克，陈醋适量。

【制配】将白僵蚕研成末，用陈醋调匀备用。敷患处，保持湿润。随干随敷。

【主治】急性乳腺炎。

方八：

【组成】活蚯蚓数条，陈醋适量。

【制配】将活蚯蚓去泥，捣烂，用陈醋调成膏。敷患部，每天换药 3 次。

【主治】急性乳腺炎。

方九：

【组成】荞麦面、醋各适量。

【制配】荞麦面炒黄，用醋调成糊状。敷患处，早晚各 1 次。

【主治】急性乳腺炎。

胎死不下

方一：

【组成】黑豆或赤小豆 300 克，醋适量。

【制配】醋煮黑豆或赤小豆成浓汁，顿服。

【主治】胎死不下。

方二：

【组成】大豆、醋各适量。

【制配】大豆煮醋服 3000 毫升。

【主治】胎死不下。

方三：

【组成】鸡蛋黄1个，姜汁少许，黄酒、醋各适量。

【制配】将黄酒、醋入姜汁少许煎沸，冲服鸡蛋黄1个，趁热服，须臾下，否则再服1～2次。

【主治】胎死不下。

方四：

【组成】猪板油37毫升，白蜜70毫升，米醋200毫升。

【制配】将猪板油、白蜜、米醋入锅同煎沸，趁热分3次服。若未下，再依法制服。

【主治】胎死腹中，气血凝滞不下。

产后痉症

方一：

【组成】黑木耳30克，醋50毫升。

【制配】将黑木耳用醋浸2小时后，分2次食用。

【主治】产后虚弱，手足麻痹、抽筋。

方二：

【组成】灶心土45克，干姜30克，温酒适量。

【制配】将灶心土、干姜共研细末，每次服6克，温酒送服，每日2次。

【主治】产后痉症，口噤不语、腰背痉痛。

方三：

【组成】新鲜鸡蛋1个，黄酒适量。

【制配】用湿纸包裹鸡蛋，煨成干黄，去纸，将蛋连壳研成细末，顿服，每日1次，空腹黄酒送下，以愈为度。

【主治】产后鸡爪风。

方四：

【组成】当归、黄芪各 30 克，僵蚕、葛根、防

【制配】前 5 味捣碎，加入黄酒，文火煎至减

次，每次 1/3 剂。

【主治】产后风痉。

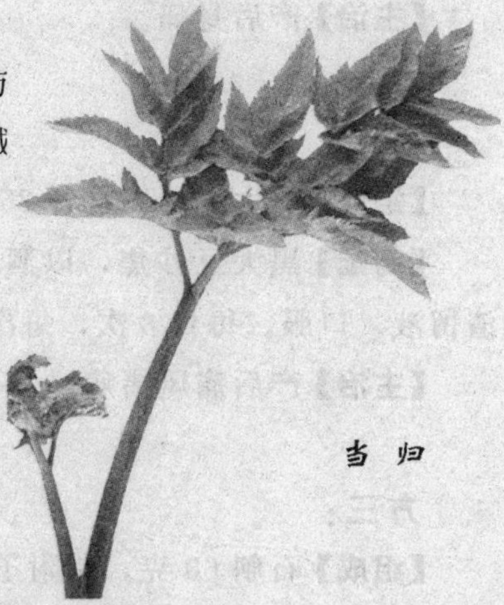

当归

方五：

【组成】白术 45 克，黑大豆 10 克，独活 30 克，黄酒 300 毫升。

【制配】前 3 味捣碎，加黄酒，文火煎至减半，去渣留液。温饮。每日 4 次，每次 1/4 剂。得汗即愈。

【主治】产后痉症。

方六：

【组成】当归、荆芥穗各 30 克，白酒 300 毫升。

【制配】前 2 味粗碎，加入白酒，文火煎至 200 毫升，去渣留液。温饮。不拘时候，随量饮用。

【主治】产后痉症。

方七：

【组成】桑寄生 200 克，黑大豆 250 克，黄酒 1.5 升。

【制配】前 1 味使碎，与炒香的黑大豆混匀，加黄酒，每日振摇 1～2 次，密封浸泡 5 日，去渣留液。温饮。每日 2 次，每次 10～20 毫升。

【主治】产后痉症。

产后身痛

方一：

【组成】独活 40 克，白鲜皮 15 克，羌活 30 克，人参 20 克，黄酒适量。

【制配】前 4 味捣末。每次取药末 10 克，加清水 70 份、黄酒 30 份，煎至 70 份，去渣留液。温饮。不拘时候，随量饮用。

【主治】产后身痛。

方二：

【组成】黑大豆、僵蚕各250克，白酒1升。

【制配】黑大豆炒焦，以酒淋之，去渣留液，再入僵蚕，密封浸泡5日，去渣留液。口服。每日3次，每次30～40毫升。

【主治】产后痛风诸病。

方三：

【组成】石斛60克，制附子、牛膝、茵芋、肉桂、羌活、川芎、当归、熟地黄各30克，白酒1升。

【制配】前9味捣碎，加入白酒，每日振摇1～2次，密封浸泡5～7日，去渣留液。温饮。不拘时候，每次10毫升。

【主治】产后身痛。

方四：

【组成】独活500克，肉桂90克，秦艽150克，白酒1.5升。

【制配】前3味捣碎，加入白酒，每日振摇1～2次，密封浸泡3～7日，去渣留液。口服。每日2～3次，初服50毫升，有效且酒量允许者渐加至100毫升。

【主治】产后身痛。

方五：

【组成】黄芪、白术、花椒、牛膝、葛根、防风、炙甘草各60克，山茱萸、秦艽、生地黄、制乌头、制附子、当归、人参各30克，独活10克，肉桂3克，白酒1.5升。

【制配】前16味粗碎，加入白酒，每日振摇1～2次，密封浸泡5日，去渣留液。温饮，不拘时候，每次10毫升。

【主治】产后身痛。

方六：

【组成】黑大豆250克，大枣30克，黄酒600毫升。

【制配】前1味炒熟、捣末，与晾干的大枣同置容器中，加入黄酒，每日振摇1～2次，密封浸泡7～10日，去渣留液。口服。每日2次，每次20～30毫升。

【主治】产后身痛。

产后癃闭

方一：

【组成】绿茶2克，车前子30克。

【制配】将绿茶和车前子入锅加水煎服。

【主治】产后癃闭。

方二：

【组成】连根须葱白500克，酒适量。

【制配】将葱切细捣绒，加酒炒热，分作2包，从上至下轮流热熨脐腹。

【主治】产后癃闭。

方三：

【组成】鲜牛膝叶1把，白酒适量。

【制配】将前1味粗碎，置容器中，加入白酒，文火煮沸，去渣留液。可随量饮用，不拘时候。

【主治】小便不利。

方四：

【组成】商陆24克，黄酒250毫升。

【制配】将前1味切碎置容器中，加入黄酒，每日振摇1～2次，密封浸泡3日，去渣留液。口服。每日3次，每次20～40毫升。

【主治】水肿涨满，大便秘结，小便不利。

方五：

【组成】菟丝子、肉苁蓉、秦艽、车前草各50克，白茅根10克，红花15克，白酒 500 毫升。

【制配】将前 6 味切碎置容器中，加入白酒，每日振摇 1～2 次，密封浸泡 5～7 日，去渣留液。口服。每日 3 次，每次 15～30 毫升。

【主治】胞痹，小腹胀满，小便艰涩不利。

方六：

【组成】鲜酢浆草、鲜车前草各 20 克，白砂糖 20～30 克，黄酒适量。

【制配】将前 2 味粗碎置容器中，加入淘米水榨出绿水，与等量黄酒搅匀，加白砂糖溶解。口服。每日 1 次，每次 1 剂。

【主治】小便不利，通利小便。

胎衣不下

方一：

【组成】鸡蛋 1 个，黄酒适量。

【制配】将鸡蛋和黄酒混合调匀顿服。

【主治】胞衣不下。

方二：

【组成】甜醋 100 毫升，燕麦（全草）90～120 克。

【制配】将燕麦煎汤去渣，入醋再煎沸后温服。

【主治】寒凝血淤，胞衣不下。

方三：

【组成】甜醋 100 毫升，燕麦（全草）90～100 克。

【制配】将燕麦煎汤后去渣，入甜醋再煎温服。

【主治】寒凝血淤，产后胎衣不下。

方四：

【组成】鹌鹑蛋 2 个，米醋 100 毫升，人参 6 克。

【制配】先将人参水煎取汁，然后把人参汤与醋一起煮，冲开水搅匀鹌鹑蛋，同煮后服食。

【主治】气虚血滞，产后胎衣不下。

方五：

【组成】干姜、艾叶各 9 克，醋 100 毫升，红糖适量。

【制配】将干姜、艾叶入锅煎汤去渣，然后放入醋、红糖再煎煮片刻，温服。

【主治】产后胞衣不下，出血不止，头痛、肢体酸痛、苔薄白、脉浮紧或寒凝血瘀之胞衣不下。

方六：

【组成】蟹爪 100 克，米醋、黄酒各适量。

【制配】将蟹爪洗净同米醋、黄酒入锅加适量水共煎服。

【主治】气虚血滞、产后胎衣不下者。亦治难产。

产后出血

方一：

【组成】绿茶 2 克，益母草 200 克，红糖 25 克，甘草 3 克，水 600 毫升。

【制配】将绿茶、益母草、红糖、甘草入锅加水煮沸 5 分钟，分 3 次温服，每日 1 剂。

【主治】产后出血、恶露不尽。

方二：

【组成】鸡蛋黄 5 个，黄酒 50 毫升，盘水适量。

【制配】将鸡蛋黄、黄酒入锅加盐水少许调匀，蒸 30 分钟，每日服 1～2 次。

【主治】产后出血、恶露不尽。

方三：

【组成】鸡蛋 3 个，醋 1 杯，酒 1 杯，大枣 20 克。

【制配】将鸡蛋去壳与醋、酒、大枣调匀入锅加水煎服，每日 1 剂，连服数日。

【主治】恶露不尽。

方四：

【组成】红糖 100 克，茶叶 3 克，黄酒适量。

【制配】将茶叶、红糖煎汤去渣，用黄酒冲服，每日 1～2 次，连服 3～5 日。

【主治】恶露不尽。

方五：

【组成】醋 500 毫升，木瓜 500 克，生姜 30 克。

【制配】将醋、木瓜、生姜放入瓦罐内煲熟后，分次服。

【主治】产后宫缩无力、恶露不尽或乳汁不下。

方六：

【组成】黑鸡鸡蛋 3 个，醋、黄酒各 100 毫升。

【制配】先将鸡蛋打碎，与醋、黄酒同搅匀，再煮成 100 毫升。分 2 次服，每日 1 剂，连服 5～7 剂。

【主治】产后下血不止。

方七：

【组成】菖蒲 20 克，地榆 50 克，当归 40 克，黄酒 500 毫升。

【制配】将菖蒲、地榆、当归同捣为细末，与黄酒 500 毫升同煎，取 200 毫升去渣。食前分 3 次饮。

【主治】产后血崩。

方八：

【组成】锦纹大黄 50 克，酽醋 500 毫升。

【制配】将锦纹大黄、酽醋同煎膏，制丸如梧桐子大。患者用适量醋，化 5～7 丸服之。

【主治】产后恶血冲心，胎衣不下，腹中血块。

方九：

【组成】醋50毫升，鸡蛋黄3个。

【制配】将鸡蛋黄与醋调匀，1次服完。

【主治】产后出痢。难产。

产后缺乳

方一：

【组成】葱白2根，猪蹄1只，豆腐60克，黄酒30毫升，食盐适量。

【制配】将猪蹄洗净切成小块，与葱白、豆腐同放入砂锅内加水适量，用文火煮半个小时，再倒入黄酒，加入少量食盐，即可食用。

【主治】肝郁气滞型产后缺乳。

方二：

【组成】木瓜500克，生姜30克，米醋50毫升。

【制配】将木瓜、生姜、米醋用瓦煲煲好后，分次吃，以利于吸收。

【主治】产后缺乳。

方三：

【组成】甜醋600毫升，生姜300克，猪蹄2只。

【制配】将生姜洗净去皮切片；猪蹄切块，加甜醋同煮熟。分数日食完。

【主治】乳汁不下，煮好若放置1～2周再食，其效果更佳。

方四：

【组成】白酒250克，川椒50克。

【制配】将川椒研末，与白酒同入酒壶内，文火煎沸。将酒壶嘴对准患部乳头和周围肿块部位，用壶中热气熏蒸患部。

【主治】乳腺不通，乳汁不下。

方五：

【组成】通草30克，钟乳石60克，米酒400毫升。

【制配】将通草切碎，钟乳石研碎，用米酒浸上药于瓶中，近火煨3宿后开取。频频饮之。

【主治】乳汁不下。

方六：

【组成】鸡蛋2个，甜酒酿200克，熟猪油20克，白糖10克。

【制配】以猪油煎鸡蛋至半热，倒入甜酒酿，煮至蛋熟，加白糖。每日2次，空腹服。连用1周。

【主治】缺乳。

方七：

【组成】瓜蒌1个，烈酒5杯。

【制配】选瓜蒌1个，煮熟捣烂，用烈酒5杯，煎剩2杯，去渣。不限时，每次温服1杯。

【主治】乳汁不下。

方八：

【组成】鲤鱼头5个，黄酒500毫升。

【制配】将鱼头在瓦上烧灰，细研为末，以酒同煎数沸后，去渣服用。

【主治】乳汁不下。

方九：

【组成】醋100克，肥猪肉500克，生姜100克，番木瓜2个，糖适量。

【制配】将番木瓜去皮核，切成块，用醋、猪肉、姜加火煮熟。以糖调服。

【主治】产后缺乳。

产后卒中

方一：

【组成】连根葱6根，黑豆1茶杯，黄酒、水各适量。

【制配】先将黑豆焙到有烟时，再入葱和黄酒1盅，水1碗半，煎成1小杯，顿服。

【主治】产后卒中。

方二：

【组成】老姜1.5千克，红枣250克，烧酒500毫升，韭菜根适量。

【制配】将姜、红枣、韭菜根切碎，入锅内炒至青烟起为度，再入烧酒加盖片刻取起，以去火气。睡时敷患处，一夜后去之。

【主治】产后风，手足痉挛。

方三：

【组成】生姜、生地黄各30克，酒适量。

【制配】将生姜、生地黄炒焦为末，加酒服。每次服6克，每日2次。

【主治】产后风，腹痛。

方四：

【组成】韭菜头24克，生姜12克，酒适量。

【制配】将韭菜头、生姜捣绞取汁，以酒冲服。

【主治】产后抽搐，手足痉挛，不省人事。

方五：

【组成】独活（去芦头）60克，大豆500克，当归10克，酒1000毫升。

【制配】先将独活、当归切碎，用酒浸泡1宿后，再将大豆炒之，令青烟出，投酒中封闭，候冷去渣。每次温饮1杯。每日3次。

【主治】产后血虚，卒中口噤。

方六：

【组成】黑豆250克，桑寄生200克，酒1500毫升。

【制配】将桑寄生碎细，用酒浸于净器中，再将黑豆炒香，投入酒中，5日后，去渣备用。每次温饮1小杯，不限时饮用。

【主治】产后卒中，腰背疼痛，口噤。

方七：

【组成】独活 500 克，桂心 90 克，秦艽 150 克，酒 4000 毫升。

【制配】将独活、桂心、秦艽切碎，渍 3 日。饮 100 毫升，稍加至 200 毫升，不能多饮，随性服。

【主治】产后卒中。

方八：

【组成】防风、独活各 500 克，女萎、桂心各 60 克，茵芋 30 克，石斛 150 克，酒 5000 毫升。

【制配】将上述材料切碎，以酒渍 3 宿。初服 20 毫升，稍加至 60 毫升左右，每日 3 次。

【主治】产后卒中。

产后晕厥

方一：

【组成】葱白 3 根，白芥子 15 克，蜂蜜 10 克。

【制配】将葱白、白芥子、蜂蜜共捣烂敷脐中。

【主治】产后晕厥。

方二：

【组成】葱白、蜂蜜各适量。

【制配】将葱白洗净，与蜂蜜一同捣烂敷于患者脐部。

【主治】产后晕厥。

方三：

【组成】红蓝花 4 克，酒 200 毫升。

【制配】将红蓝花入锅以 200 毫升酒煎至 100 毫升，顿服 50 毫升，未止再服。

【主治】产后血晕，腹中血气刺痛。

方四：

【组成】生地黄汁200毫升，生姜汁20毫升，清酒400毫升。

【制配】先煎地黄汁三五沸，再入生姜汁、清酒煎一两沸。每次温服1小盏，每日3次。

【主治】产后血晕。

方五：

【组成】醋适量。

【制配】将醋煮沸，倒入茶缸内，置产妇鼻下，使吸入醋气，苏醒后应急用药物止血。

【主治】产后血晕。

方六：

【组成】醋适量，秤锤1个。

【制配】将秤锤烧红，用醋淬之，用热气熏产妇鼻孔，可望苏醒。

【主治】产后血晕。

方七：

【组成】醋90毫升，净白石1块。

【制配】将醋盛碗内，净白石烧红后，投入碗内，以热气熏产妇鼻孔2分钟。

【主治】产后血晕。

方八：

【组成】韭菜100克，醋适量。

【制配】将韭菜切碎放壶内，醋加热倒入壶中，盖严壶口，将壶嘴对准产妇鼻孔熏之。

【主治】产后血晕。

方九：

【组成】食醋500毫升，木炭250克。

【制配】将食醋放入大口容器内，再把木炭烧红（亦可铁器烧红代替），投入醋中，置产妇鼻下，闻其气即醒。

【主治】孕妇血晕。

产后便秘

方一：

【组成】茶叶3克，蜂蜜100毫升。

【制配】将茶叶、蜂蜜用开水冲泡5分钟，即可。

【主治】润肠通便，益肺止咳。

方二：

【组成】葱涎、腊茶末、茶叶水各适量。

【制配】取葱涎，调腊茶末，做成细小丸粒，用茶叶水送服百丸。

【主治】产后便秘。

方三：

【组成】吴茱萸根1段，麻子仁50克，陈皮70克，酒1000毫升。

【制配】将吴茱萸根切碎。捣陈皮、麻子仁为泥，拌入吴茱萸根，用酒浸1宿后，慢火微煎，去渣，贮瓶中，分作5份。空腹温服。

【主治】产后便秘及呕吐涎沫，头额冷痛、蛲虫搔痒。

方四：

【组成】鲜生地黄汁、鲜莱菔汁各100克，冰糖适量。

【制配】将生地黄汁、莱菔汁和匀，调入冰糖令溶化即得。代茶徐饮之。

【主治】产后大便数日不解，或解时困难。

方五：

【组成】茶末3克，葱白5克。

【制配】将以上两味食材用沸水冲泡，代茶饮，每日2剂。

【主治】产后便秘。

方六：

【组成】桃仁 60 克，米酒 100 毫升。

【制配】将桃仁捣烂，再用米酒浸泡 10 日即可。每日服 2 次，每次 30 毫升。

【主治】产后便秘。

方七：

【组成】火麻仁、郁李仁各 250 克，米酒 1 升。

【制配】前 2 味捣碎，加入米酒，每日振摇 1～2 次，密封浸泡 7 日，去渣留液。温饮。每日 2 次，每次 20～30 毫升。

【主治】产后便秘。

方八：

【组成】当归、白芍、肉苁蓉、松子仁各 9 克，熟地黄、黑芝麻各 15 克，川芎 3 克，黄酒 150 毫升。

【制配】前 7 味捣碎，加黄酒及 300 毫升清水，文火煎至 150 毫升，去渣留液。口服。每日 3 次，每次 40～50 毫升。

【主治】产后便秘。

产后腹痛

方一：

【组成】绿茶 2 克，山楂片 25 克。

【制配】将绿茶、山楂片入锅加水 400 毫升，煮沸 5 分钟，分 3 次温服，可加开水续泡，每日 1 剂。

【主治】产后腹痛。

方二：

【组成】益母草 6 克，红糖 15 克，茶叶 3 克。

【制配】将益母草、红糖、茶叶用开水泡 15 分钟，代茶饮。

【主治】血虚型产后腹痛。

方三：

【组成】鲤鱼鳞200克，葱、姜各20克，黄酒适量。

【制配】将鱼鳞洗净，加葱、姜、水适量，文火熬成胶冻状。每饮60克，黄酒冲化，温服，每日2次。

【主治】产后腹痛。

方四：

【组成】螃蟹数只，生姜、米酒、熟植物油、米醋、盐、味精各适量。

【制配】将螃蟹洗净，盛碗内，加入生姜，隔水蒸，将熟时加入米酒1～2汤匙，再蒸片刻。饮汤，食蟹肉（可蘸熟植物油、米醋、盐、味精等调味品）。

【主治】产后瘀血腹痛。

方五：

【组成】大蒜200克，米醋500毫升，白糖适量。

【制配】将大蒜去皮剥成瓣状，洗净沥干，装入加有白糖的米醋中，浸泡1个月后即可服食。每次数粒，佐餐食用，宜经常食用。

【主治】产后腹痛。

方六：

【组成】吴茱萸12克，栀子10克，桃仁、沉香各3克，食醋适量。

【制配】将上面的前4种材料研为细末，加食醋调匀。敷于腹部，让产妇静卧，不要按揉。

【主治】产后腹痛。

方七：

【组成】红糖15克，胡椒1.5克，红茶3克。

【制配】将胡椒研为末，再将红糖炒焦，与红茶一同用沸水冲泡，代茶温饮，每日1～2剂。

【主治】产后腹痛。

方八：

【组成】吴茱萸、生地黄各100克，当归、肉桂、川芎、续断、干姜、麦冬各40克，白芍60克，甘草、白芷各30克，黄芪40克，大枣20个，黄酒2升。

【制配】前13味捣末，加黄酒密封，每日振摇1～2次，浸泡1日，再加清水1升，文火煮取1.5升，去渣留液。空腹温饮。每日3次，每次15～20毫升。

【主治】产后虚损，小腹疼痛。

方九：

【组成】当归、红花、鬼箭羽各30克，白酒500毫升。

【制配】前3味粗碎，加白酒，煎至300毫升，去渣留液。温饮。不拘时候，随量饮用。

【主治】产后腹痛。

产后虚弱

方一：

【组成】五加皮、枸杞子各200克，生地黄、丹参各60克，杜仲500克，干姜90克，天冬120克，蛇床子100克，钟乳石250克，白酒4.5升。

【制配】前9味捣碎，加入白酒，每日振摇1～2次，密封浸泡5～7日，去渣留液。口服。每日2次，每次40～50毫升，有效且酒量大者可渐加至100毫升。

【主治】产后虚弱。

方二：

【组成】当归、续断、肉桂、川芎、干姜各40克，白芍50克，吴茱萸、生地黄各100克，甘草、白芷各30克，大枣20克，白酒2升。

【制配】前11味粗碎，加入白酒，每日振摇1～2次，密封浸泡1日，去渣留液。再添加清水1升，文火煮取1500毫升。温饮。每日3次，每次20～30毫升。

【主治】产后虚弱。

方三：

【组成】杜仲60克，肉桂、丹参、当归、川芎、桑寄生、牛膝、制附子、熟地黄各30克，花椒15克，白酒1.5升。

【制配】前10味捣碎，加入白酒，每日振摇1～2次，密封浸泡7日，去渣留液。空腹温饮。每日2～3次，每次10～15毫升。

【主治】产后虚弱。

方四：

【组成】灵芝、黄精、何首乌各100克，龙眼肉、枸杞子、党参、黄芪、当归、熟地黄各50克，山药、茯苓、陈皮、大枣各25克，白酒7升，冰糖700克。

【制配】前13味研粉，用白酒渗漉出溶液，加冰糖溶解，再加白酒至7升，去渣留液。口服、每日2次，每次15～25毫升。

【主治】产后虚弱。

方五：

【组成】金银花藤60克，生甘草30克，白酒250毫升。

【制配】前2味切碎，加清水500毫升，文火煎至减半，入白酒煎数十沸，去渣留液。口服。每日2～3次，每次1剂。

【主治】产后虚弱。

方六：

【组成】糯米4000克，冰糖500克，米酒2升，糯米甜酒酒曲适量。

【制配】糯米蒸熟、待温，匀撒酒曲粉，密封，常规酿酒，后去糟留液，加冰糖、米酒溶解。口服。每日1次，每次50～60毫升。

【主治】产后虚弱。

产后胁痛

方一：

【组成】川芎、当归、青皮、枳壳、香附、红花、桃仁各6克，黄酒80

毫升。

【制配】前7味粗碎，加入黄酒、清水各80毫升，文火煮至40毫升，去渣留液。温饮。每日1次，每次1剂。

【主治】产后胁痛，胀满。

方二：

【组成】柴胡3克，白术15克，制香附12克，牡丹皮10克，茯苓9克，木香、青皮、党参各6克，黄酒150毫升。

【制配】前8味捣碎，加入黄酒及200毫升清水，文化煎至150毫升，去渣留液。温饮。每日3次，每次1/3剂。

【主治】肝郁脾虚型产后胁痛。

产后恶露不尽

方一：

【组成】油菜子60克，肉桂60克，面粉、黄酒、食醋各适量。

【制配】将油菜子和肉桂一起焙干，研为细末，加入食醋和面粉搅成糊制作成丸，如桂圆肉大。日服2次，每次1丸，黄酒送服。

【主治】产后恶露不尽。

方二：

【组成】红枣20克，酒100毫升，乌鸡蛋3个，食醋100毫升。

【制配】先将乌鸡蛋打破去壳，加入食醋调匀，再加入红枣，至100克即成。日服1剂，分两次服完，5～7日为一疗程。

【主治】产后恶露不止。

难产及其他妇科杂病

方一：

【组成】龟甲18克，川芎、当归、血余炭各9克，米酒200毫升。

【制配】前 4 味研为末，加米酒混匀。口服。每日 1 次，每次 1 剂。

【主治】难产。

方二：

【组成】鸡蛋黄 1 枚，黄酒 10～20 毫升，食醋 30～50 毫升。

【制配】3 味混匀。口服。每日 1 次，每次 1 剂。

【主治】难产。

方三：

【组成】蟹爪 100 克，黄酒、米醋各适量。

【制配】将 3 味加适量水煎煮，去渣留液。口服。每日 1 次，每次 1 剂。

【主治】难产。

方四：

【组成】干姜、牡蛎各 31 克，热酒适量。

【制配】将干姜、牡蛎共研细末，用适量热酒调如糊状，擦两手上，揉两乳。

【主治】阴冷，自觉前阴寒冷，腹内亦冷，四肢不温，腰膝酸软，舌质淡，苔薄白，脉沉迟。

方五：

【组成】醋制莪术、醋制三棱各 15 克。

【制配】将醋制莪术、醋制三棱加温开水调匀，于早饭前和晚饭后各服 100 毫升。

【主治】子宫颈癌。

盆腔炎

方一：

【组成】大蓟、黄柏各 15 克，艾叶 9 克，白鸡冠花籽、木耳各 6 克，黄酒适量。

【制配】前 5 味粗碎，加入黄酒及清水，文火煎至减半，去渣留液。温饮。

每日 2 次，每次 1/2 剂。

【主治】盆腔炎。

方二：

【组成】干姜 800 克，白芍 400 克，黄酒适量。

【制配】前 2 味研为末。温饮。每日 2 次，每次用黄酒冲服 6 克药末。

【主治】盆腔炎。

方三：

【组成】夏枯草、白及、川贝母各 20 克，穿山甲、丹参各 15 克，南瓜藤 50 克，黄酒适量。

【制配】前 6 味研为末。温饮。每日 3 次，每次用黄酒冲服药末 10 克。

【主治】盆腔炎。

方四：

【组成】韭菜 60 克，淡菜 30 克，黄酒适量。

【制配】前 2 味粗碎，加入黄酒及清水，文火煎至减半，去渣留液。温饮。不拘时候，每日 1 剂。

【主治】盆腔炎。

方五：

【组成】槐米、牡蛎各 60 克，黄酒适量。

【制配】前 2 味焙干、研为末。温饮。每日 2 次，每次用黄酒冲服 6 克药末。

【主治】盆腔炎。

子宫肌瘤

方一：

【组成】鸡血藤 50 克，山楂 20 克，黄酒 20 毫升，红砂糖 30 克。

【制配】前 2 味粗碎，文火煎取药汁。入黄酒、红砂糖混匀。口服。每日 2 次，每次 1/2 剂。

【主治】血虚血瘀型子宫肌瘤。

方二：

【组成】当归、血竭各 90 克，肉桂、白芍、延胡索各 45 克，蒲黄 60 克，白酒 1 升。

【制配】前 6 味粗碎，加入白酒，文火煮沸，密封浸泡 5～7 日，去渣留液。温饮。每日 2 次，每次 10～15 毫升。

【主治】血瘀型子宫肌瘤。

子宫内膜异位症

方一：

【组成】山楂 30 克，红花 15 克，白酒 250 毫升。

【制配】前 2 味粗碎，加入白酒，每日振摇 1～2 次，密封浸泡 7 日，去渣留液。口服。每日 2 次，每次 15～30 毫升。

【主治】子宫内膜异位。

方二：

【组成】当归 30 克，肉桂 6 克，糯米甜酒 500 毫升。

【制配】前 2 味粗碎，加入甜酒，每日振摇 1～2 次，密封浸泡 7 日，去渣留液。口服。每日 1～3 次，每次 15～30 毫升。

【主治】子宫内膜异位。

方三：

【组成】制乳香、制没药、五灵脂各 30 克，延胡索 50 克，黄酒适量。

【制配】前 4 味粗碎，研末。口服。每日 2 次，每次用黄酒冲服 3～6 克药末。

【主治】子宫内膜异位。

方四：

【组成】莪术、三棱各 12 克，蒲黄、五灵脂各 10 克，香附 15 克，黄酒 200 毫升。

【制配】前5味粗碎，加入黄酒及等量水，文火煎至减半，去渣留液。温饮。每日2次，每次15～30毫升。

【主治】子宫内膜异位。

外阴瘙痒

方一：

【组成】枸杞子、覆盆子、金樱子各30克，五味子20克，低度白酒500毫升。

【制配】前4味研碎，加入白酒，每日振摇1～2次，密封浸泡10日，去渣留液。睡前口服。每日1次，每次15～20毫升。

【主治】外阴瘙痒。

方二：

【组成】南木香30克，白酒500毫升。

【制配】前1味切碎，加入白酒，每日振摇1～2次，密封浸泡7日。口服。每日2～3次，每次15～30毫升。

【主治】外阴瘙痒。

月经不调

方一：

【组成】茶叶、红糖各适量。

【制配】将茶叶先煎浓汁1碗，放入红糖化饮。

【主治】月经先期，提前7日以上甚或十几日。

方二：

【组成】酒适量。

【制配】每日饮酒，少量温服。

【主治】月经先后不定期，经血不调。

方三：

【组成】香附250克，醋、烧酒各适量。

【制配】将香附研为细末，用适量醋调为丸，每次服9克，空腹时服用，烧酒送下。

【主治】月经周期不定，经量失常。

方四：

【组成】豆腐250克，醋150毫升。

【制配】将豆腐和醋入锅同煎，每顿饭前服用。忌食辛辣刺激食物。

【主治】经血过多，阴道大量流血或淋漓不断，血色深红，口干喜饮，烦躁不安。

方五：

【组成】绿茶1克，泽兰10克。

【制配】将绿茶、泽兰用开水冲泡，每日3次饮用。

【主治】肝郁月经不调。

方六：

【组成】黄芥100克，米醋、酒各适量。

【制配】黄芥用米醋浸泡后，研细末为黄豆大小丸，用酒吞服。

【主治】更年期月经不调。

方七：

【组成】毛鸡蛋（未孵化出的鸡胚胎）2个，姜25克，黄酒200毫升，白糖50克。

【制配】将毛鸡蛋去壳，把酒和姜入锅与毛鸡蛋共煮熟，以白糖调服。

【主治】妇女月经不准，经期错后，色淡，量少。

方八：

【组成】莲花（阴干）6克，绿茶3克。

【制配】将莲花、绿茶共研为细末。白开水冲泡，每日1次。

【主治】月经过多，瘀血腹痛。

方九：

【组成】茶叶 5 克，莲子 30 克，冰糖 20 克。

【制配】将茶叶用开水冲泡后取汁，另将莲子用温水浸泡数小时后，加冰糖炖烂，倒入茶汁拌匀，即可食用。

【主治】月经过多或崩漏不止、带下等。

痛经

方一：

【组成】粗盐或粗砂 250 克，陈醋 50 毫升。

【制配】将盐砂爆炒，陈醋慢慢洒入，边洒边炒，洒完后再炒片刻，趁热装布袋，熨下腰和腰骶部。

【主治】经期小腹痛及腰痛。

方二：

【组成】去壳青壳鸭蛋 3 个，黄酒 250 毫升，生姜 25 克，白糖适量。

【制配】将鸭蛋、黄酒、生姜入锅共煮熟，以白糖调服。

【主治】来经时小腹或胃部疼痛，不思饮食。

方三：

【组成】鲜姜 15 克，红糖 30 克。

【制配】水煎服，或泡水服，每日 3 次。

【主治】痛经。

方四：

【组成】香附 100 克，醋适量。

【制配】将香附煮后焙干、研为末，每次服 10 克，每日 3 次，经前服。

【主治】痛经。

方五：

【组成】绿茶1克，干益母草20克。

【制配】用刚沸开水冲泡绿茶和干益母草大半碗加盖，5分钟可饮，可再泡再饮，味淡为止。

【主治】原发性痛经、功能性子宫出血并患高血压。

方六：

【组成】小茴香9克，生姜4片。

【制配】将小茴香、生姜水煎2次分服，每日1剂，连服3～4日。

【主治】痛经。

方七：

【组成】苦参30克，醋适量。

【制配】将苦参研为末，用醋调匀吞服。

【主治】痛经。

方八：

【组成】芝麻2克，盐1克，粗茶叶3克。

【制配】将芝麻与盐放在一起研磨碎。茶叶用沸水冲泡，加入碎芝麻盐。经前2～3天始喝，每天喝5～6次。

【主治】痛经。

方九：

【组成】生晒参、白芍各30克，参须20克，白酒1升。

【制配】前3味粗碎，加白酒密封，每日振摇1～2次，浸泡14日。口服。每日3次，每次10～15毫升。

【主治】气血亏虚型痛经。

闭经

方一：

【组成】蚕砂 500 克，糯米酒适量。

【制配】将蚕砂烤干研细末，每次 9 克，每日服 3 次，以糯米酒冲服。

【主治】闭经。

方二：

【组成】生盐 250 克，白酒适量。

【制配】将生盐炒热加白酒调匀再炒片刻，布包热熨肚脐小腹 20～30 分钟，每日 3 次，连行数日。

【主治】气血瘀滞型闭经。

方三：

【组成】鸡蛋 2 个，益母草 30 克，红糖适量。

【制配】将鸡蛋和益母草入锅加水同煮，蛋熟去壳，加红糖适量，再煮片刻，吃蛋喝汤。

【主治】血瘀闭经。

方四：

【组成】绿茶 1～1.5 克，红花 1 克，紫砂糖 25 克，醋适量。

【制配】红花上喷洒醋后，文火炒干，与茶糖共加水 600 毫升，浸泡 10 分钟，分 4 次饮，4 小时饮 1 次，每日 1 剂。

【主治】闭经。

方五：

【组成】水、酒各 1 碗，木耳、苏木各 50 克。

【制配】将木耳洗净同苏木入锅加水、酒各一碗煮成一碗服。

【主治】月经突然停止，过一两个月有腰痛、腹胀。

方六：

【组成】常春果、枸杞子各200克，烈酒1500毫升。

【制配】将常春果、枸杞子捣烂，盛于瓶中用酒浸泡7日后即可饮用。每次空腹饮1～2杯，每日3次。

【主治】闭经。

方七：

【组成】牛膝30克，党参、当归、香附各15克，红花、肉桂各9克，白酒250毫升。

【制配】将上述材料切碎，浸入酒中密封7天即成。早晚各1次，早服5～10毫升；晚服10～20毫升，服至月经来潮为止。

【主治】闭经。

方八：

【组成】大黄9克，三七3克，黄酒适量。

【制配】将前2味粗碎，研末。温饮。每日2次，每次用黄酒冲服1/2剂。

【主治】闭经。

方九：

【组成】川芎15克，鸡蛋2枚，黄酒适量。

【制配】将川芎粗碎，与鸡蛋放入容器，文火煮至蛋熟，去壳取蛋，再入黄酒煮5分钟。口服。每日2次，每次1/2剂。

【主治】闭经。